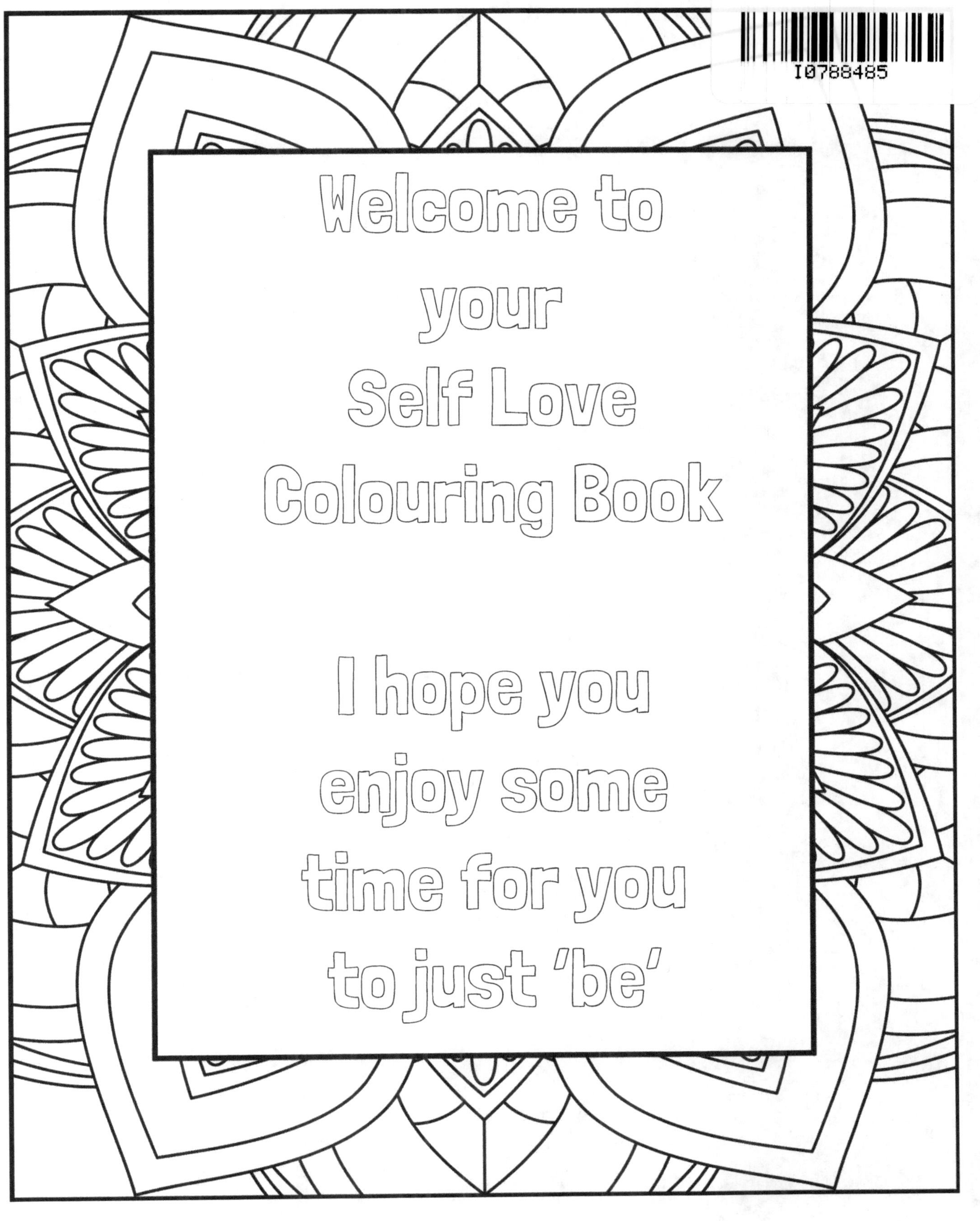
Welcome to
your
Self Love
Colouring Book

I hope you
enjoy some
time for you
to just 'be'

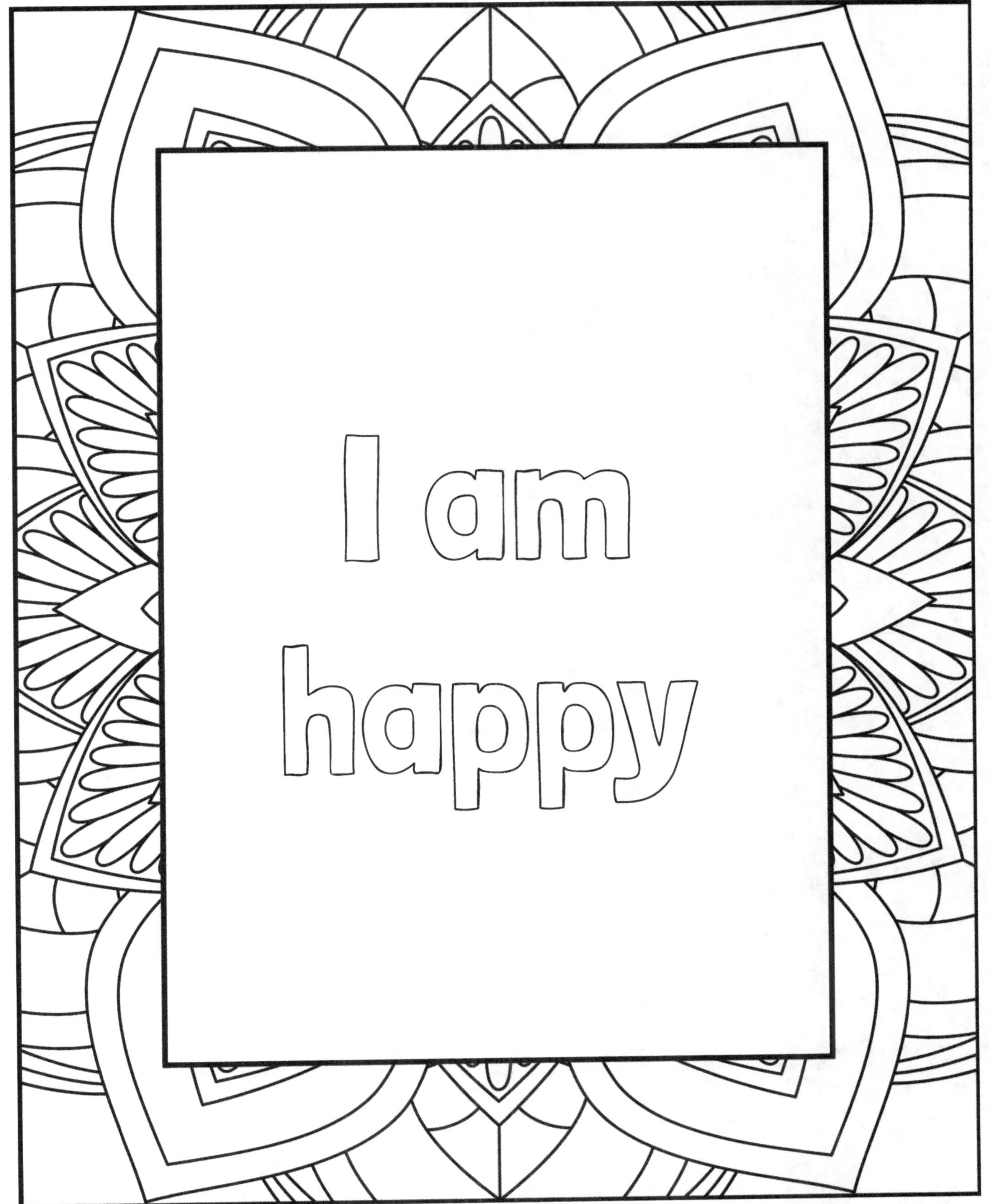

I am
happy

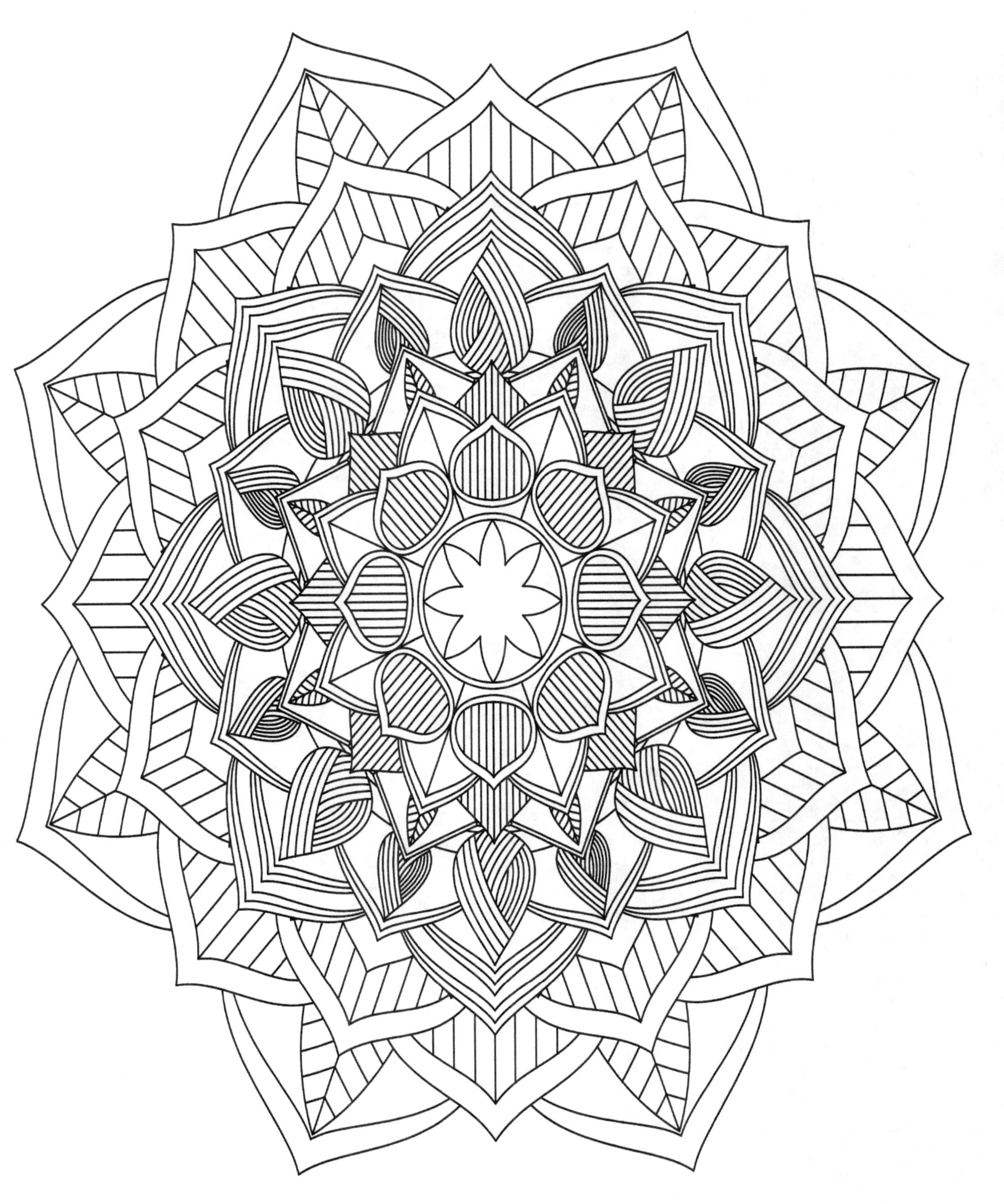

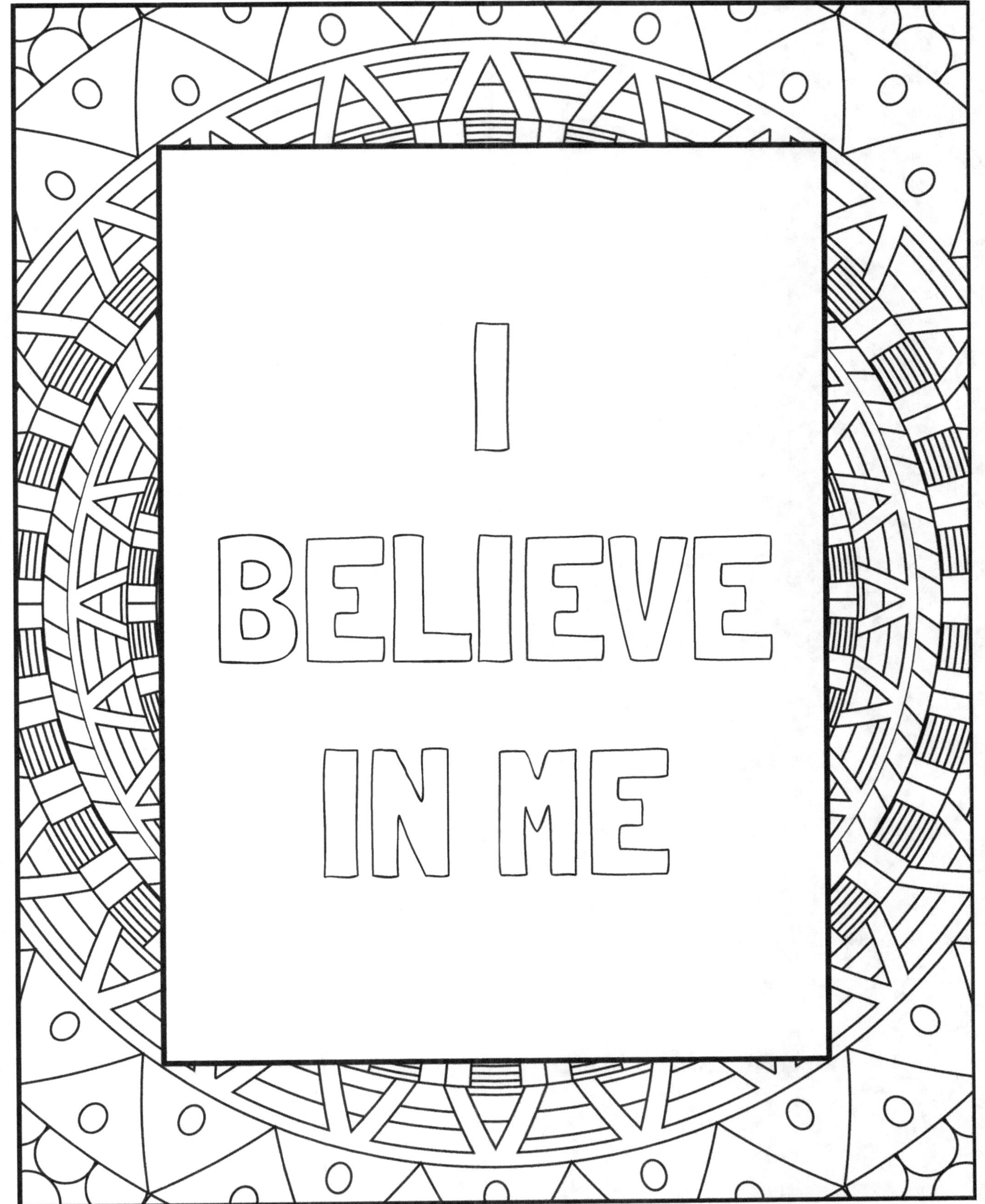
I
BELIEVE
IN ME

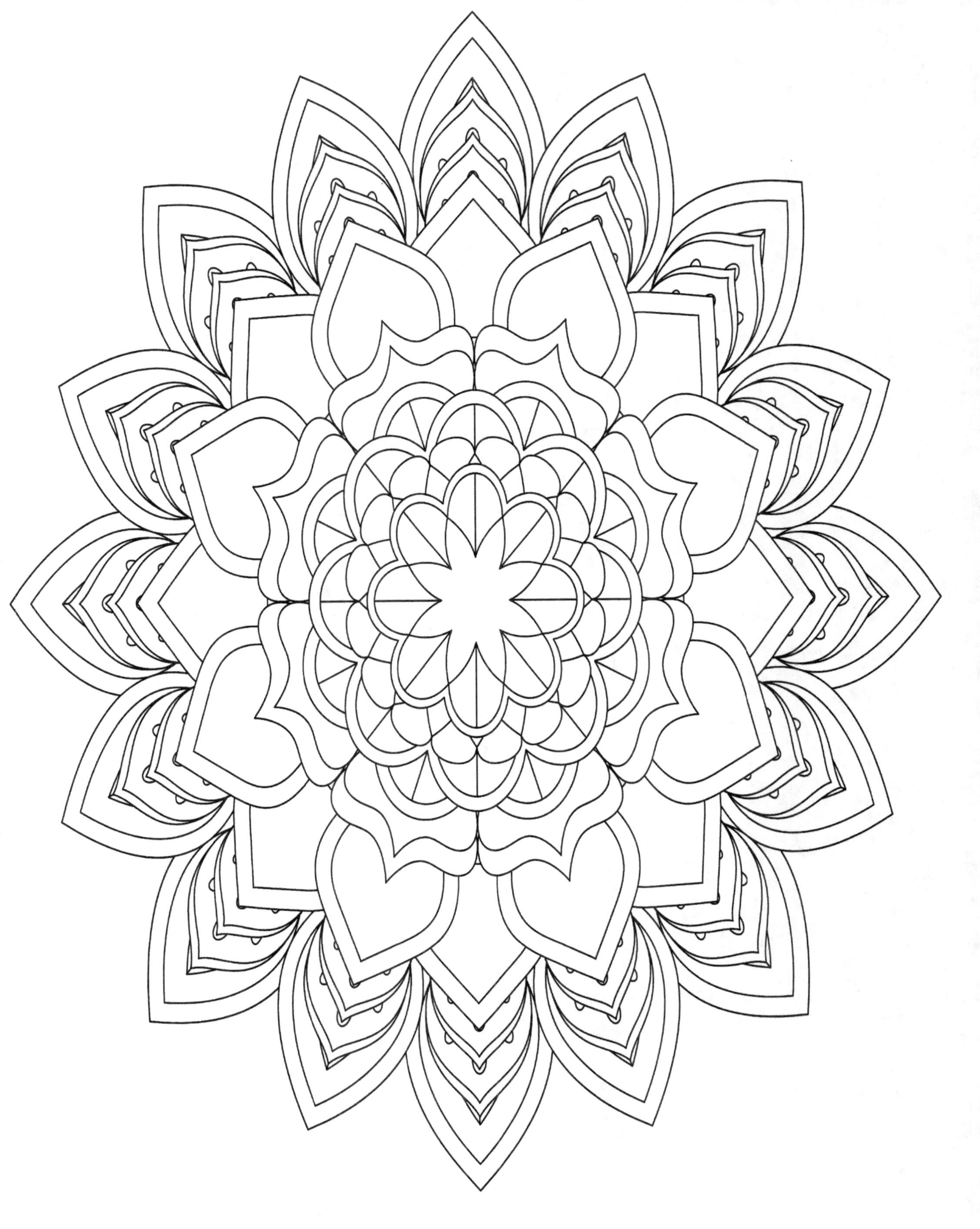

My purpose fuels my passion

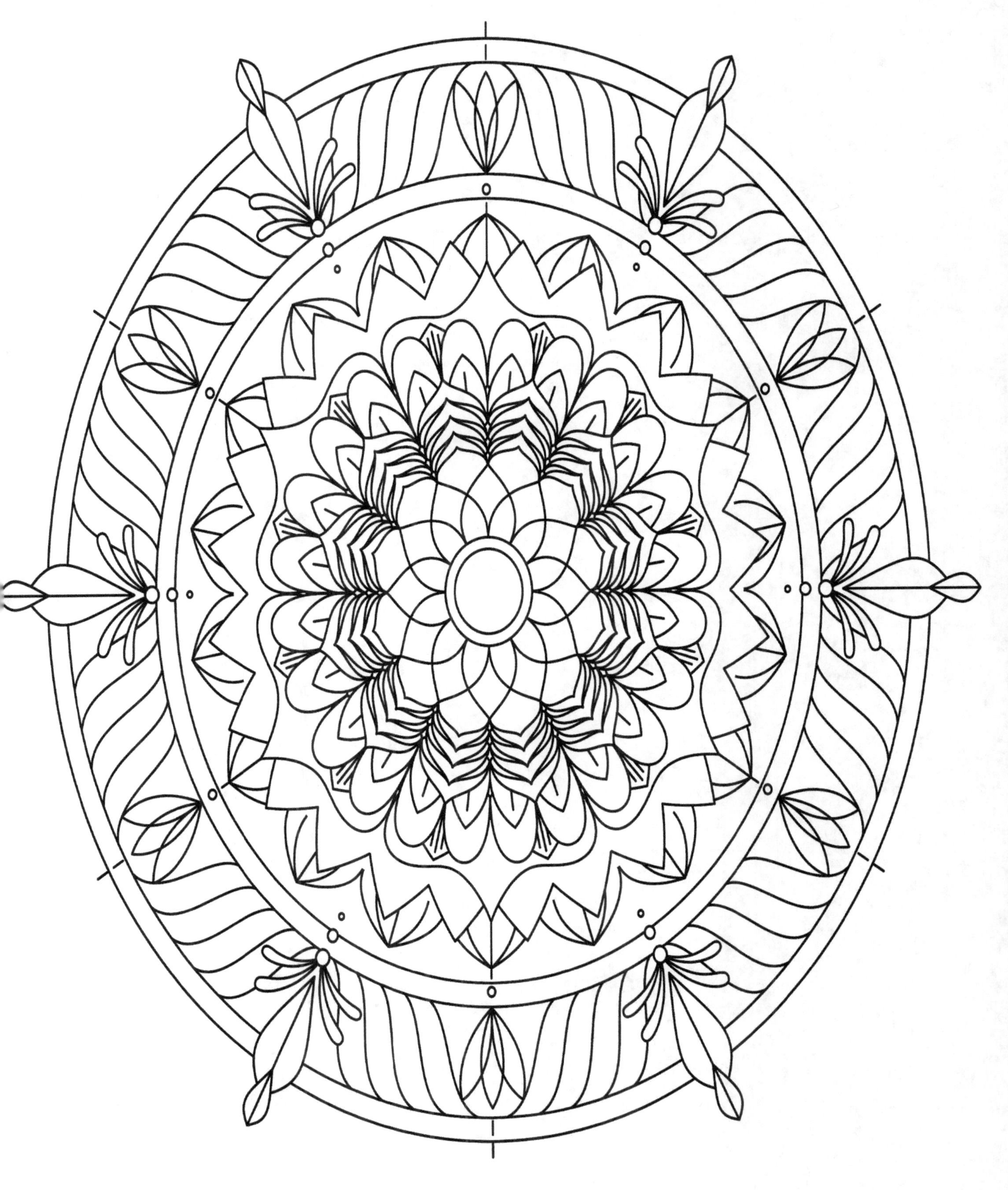

MY TIME

IS

PRECIOUS

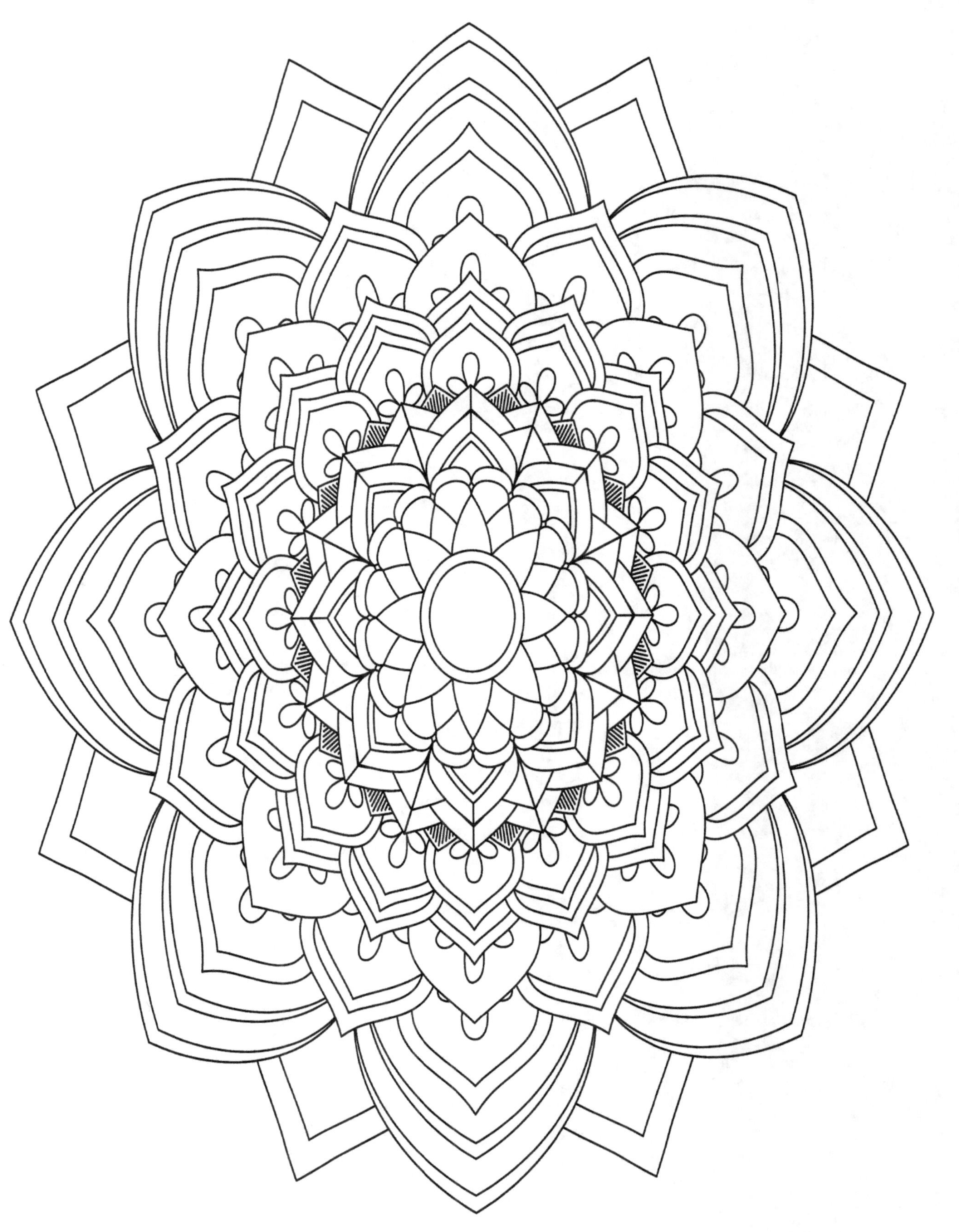

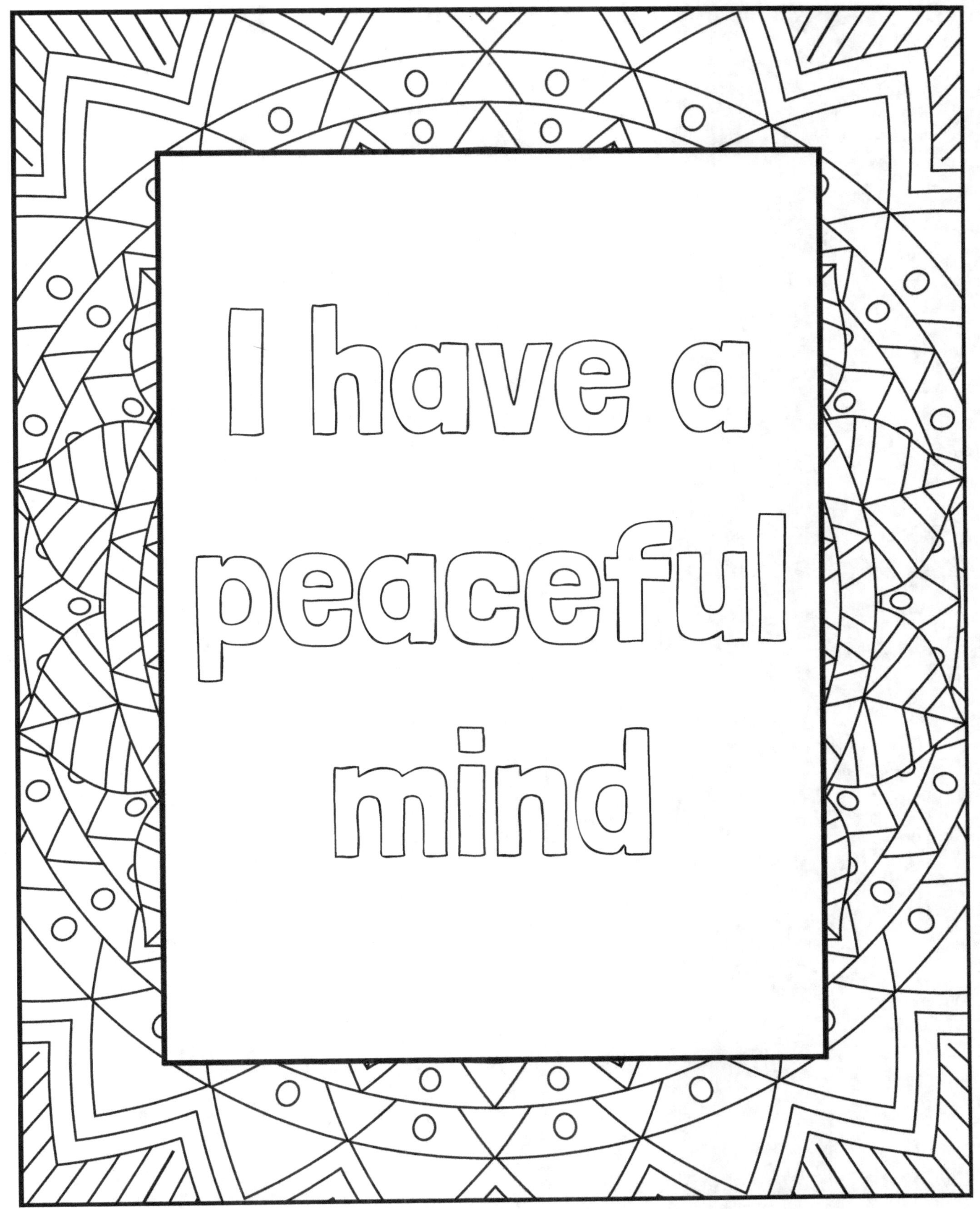

I have a
peaceful
mind

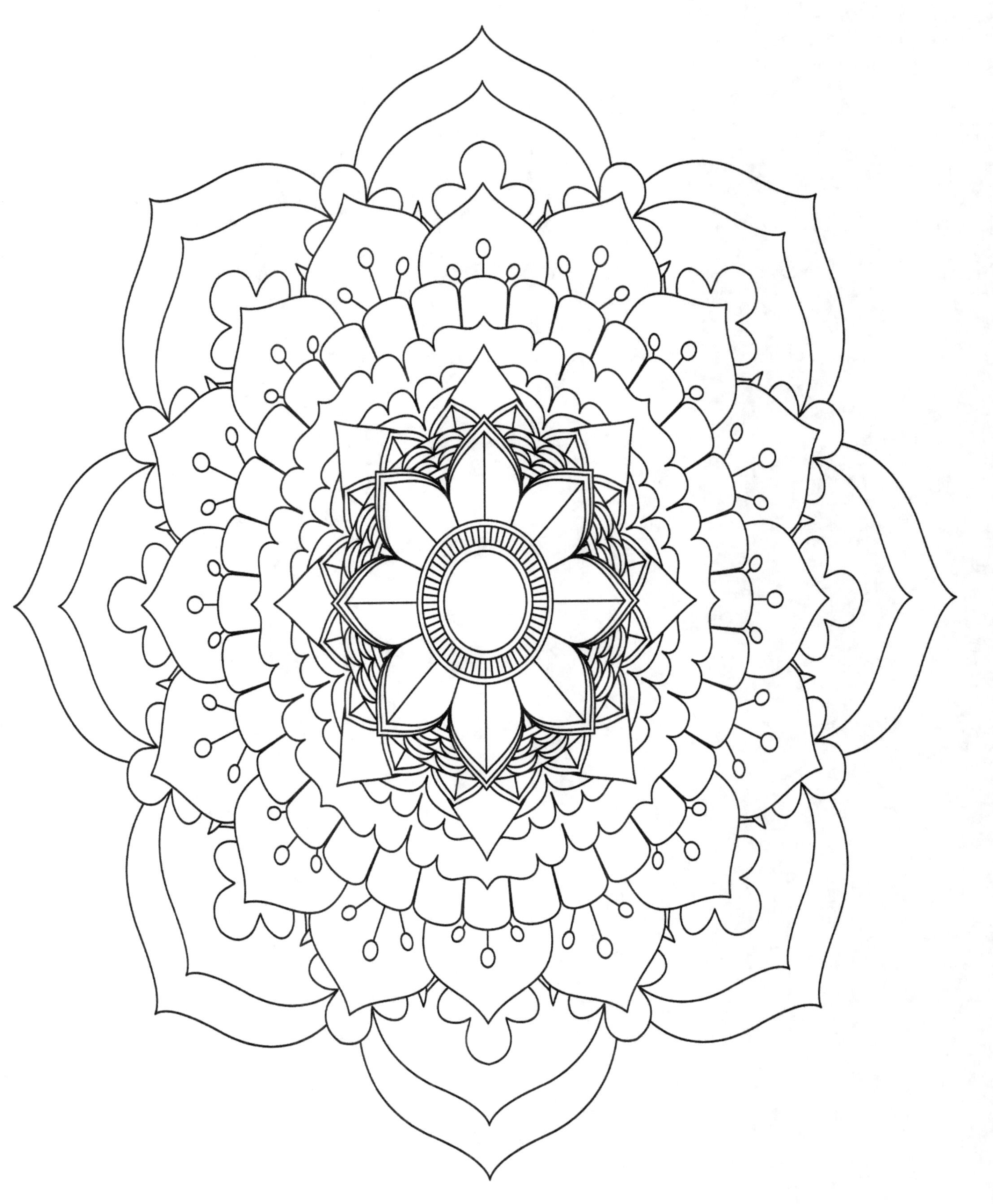

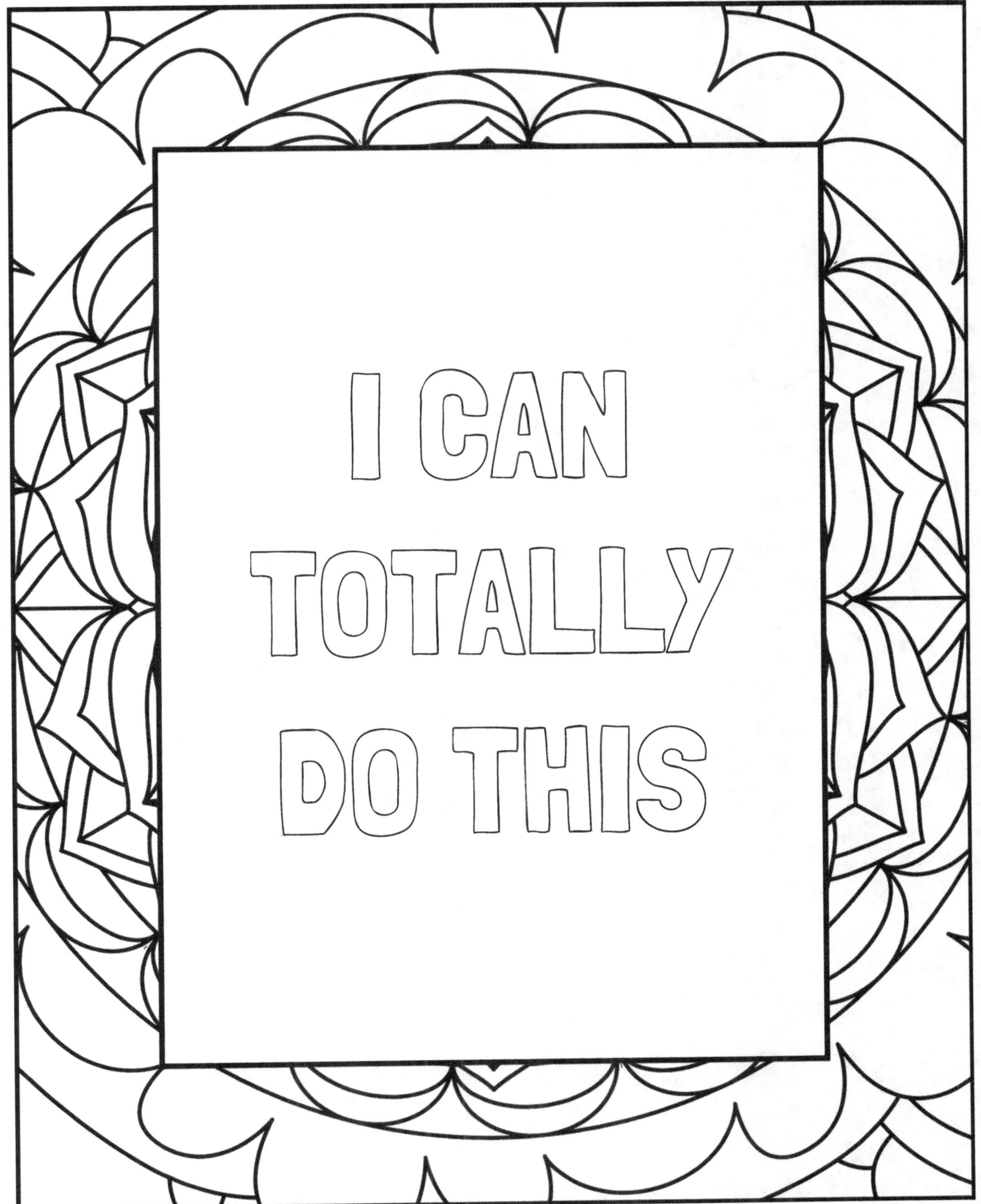

I CAN
TOTALLY
DO THIS

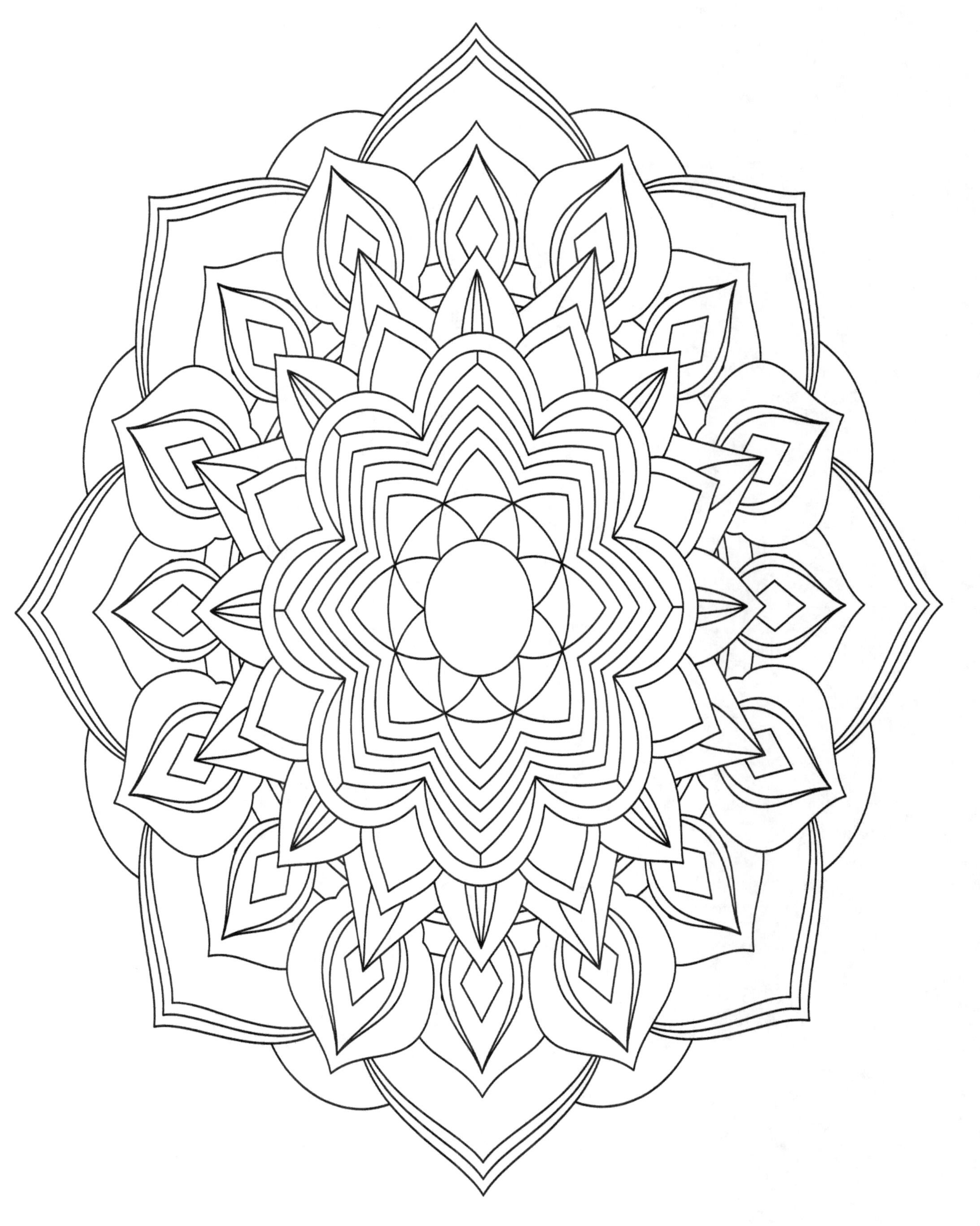

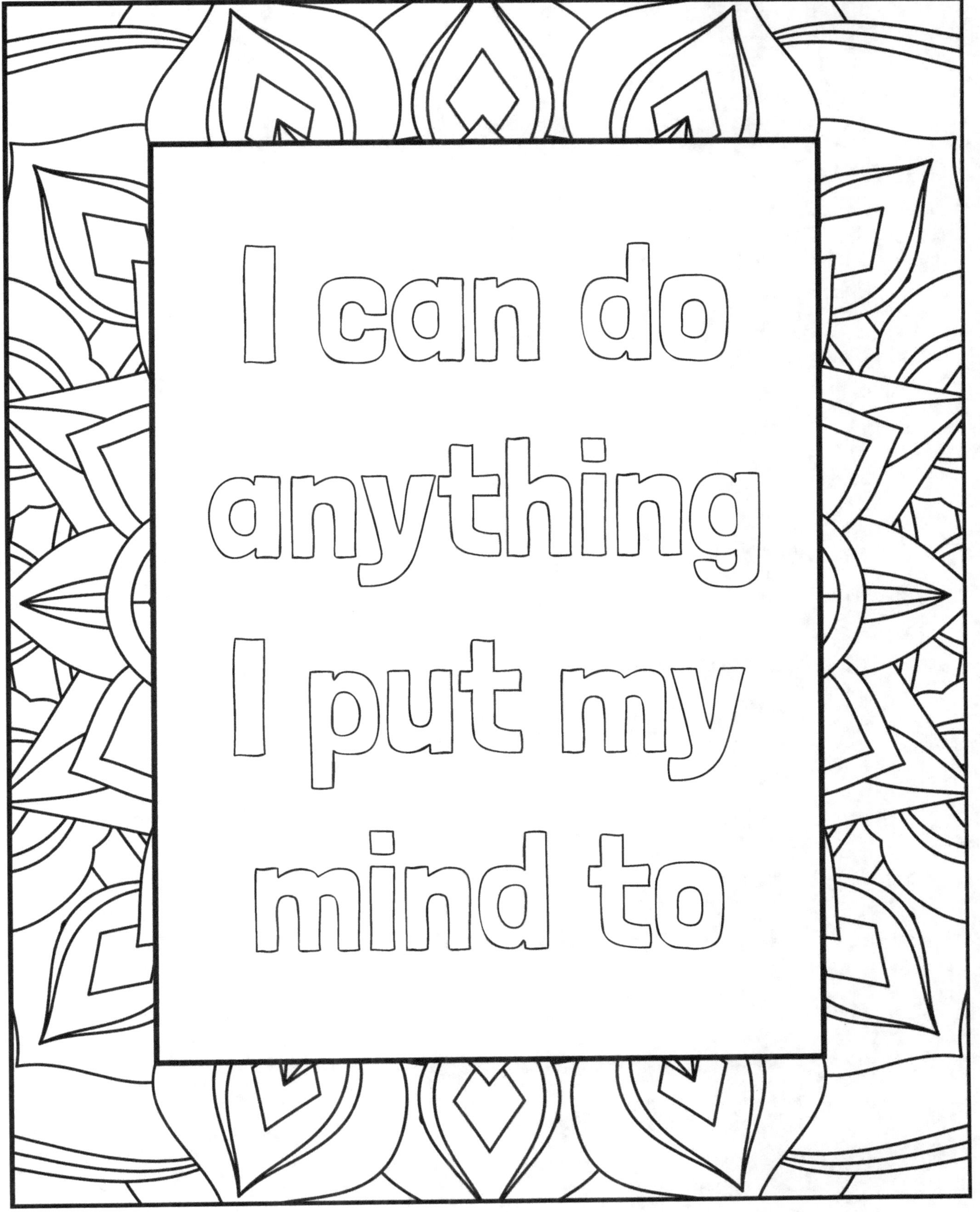

I can do
anything
I put my
mind to

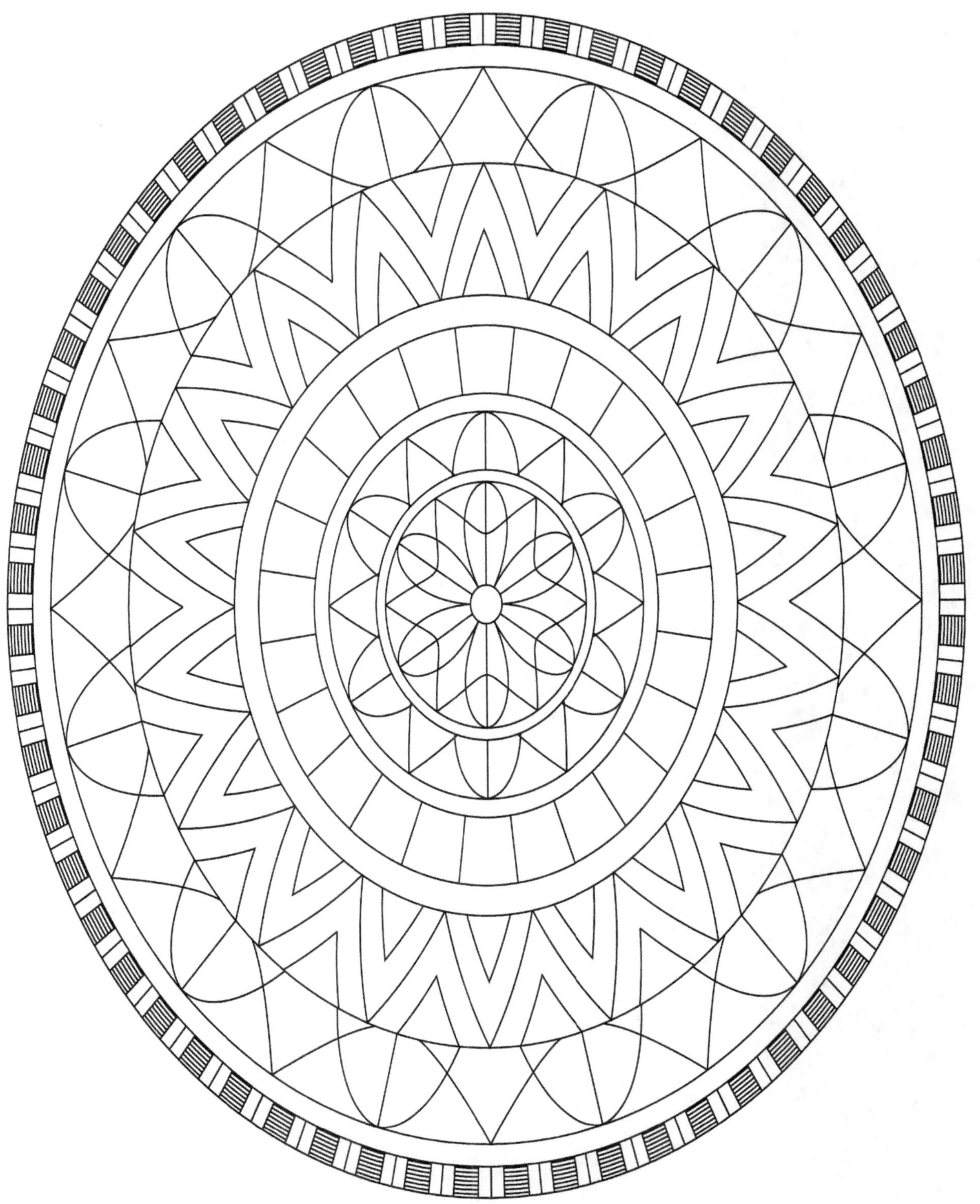

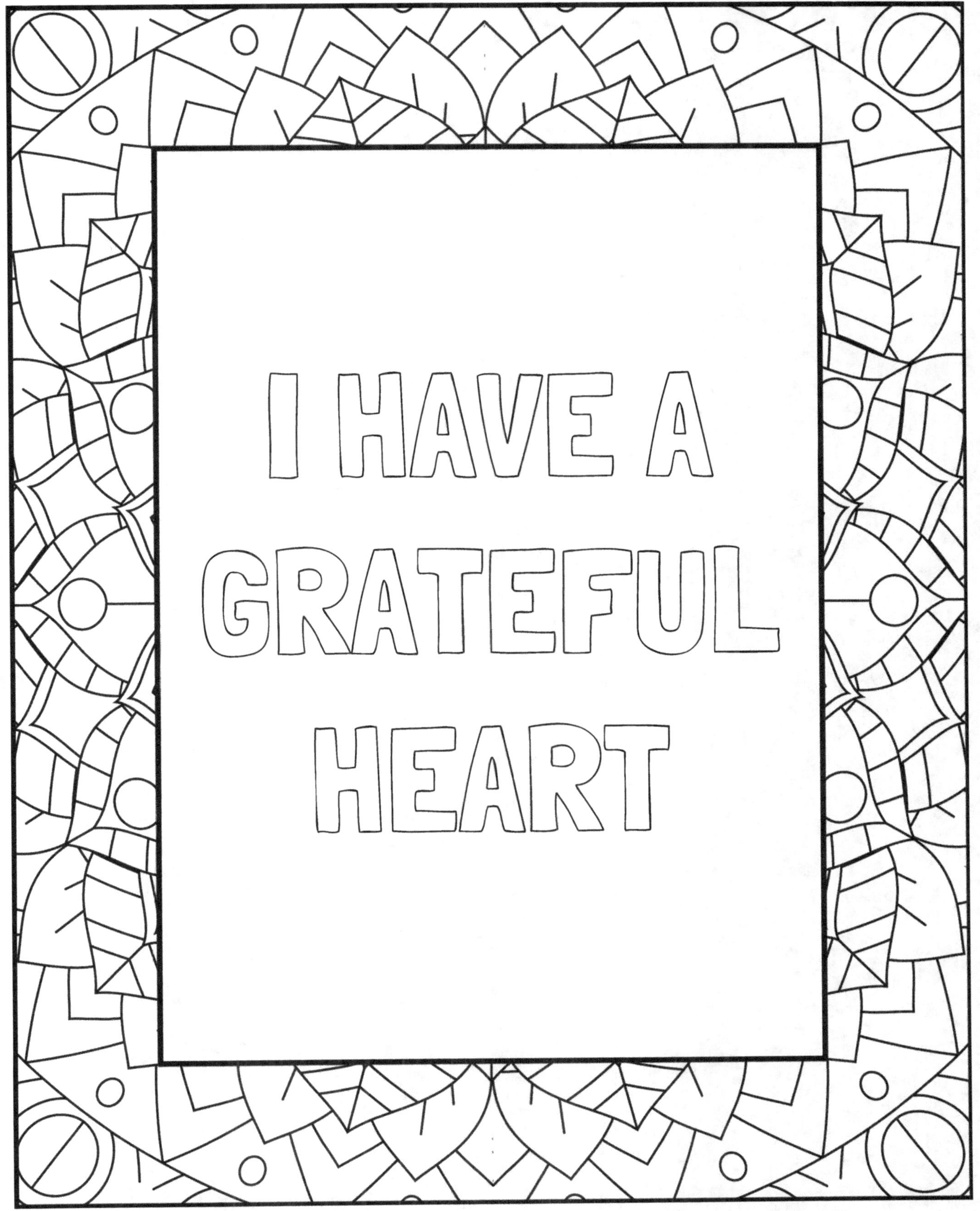
I HAVE A
GRATEFUL
HEART

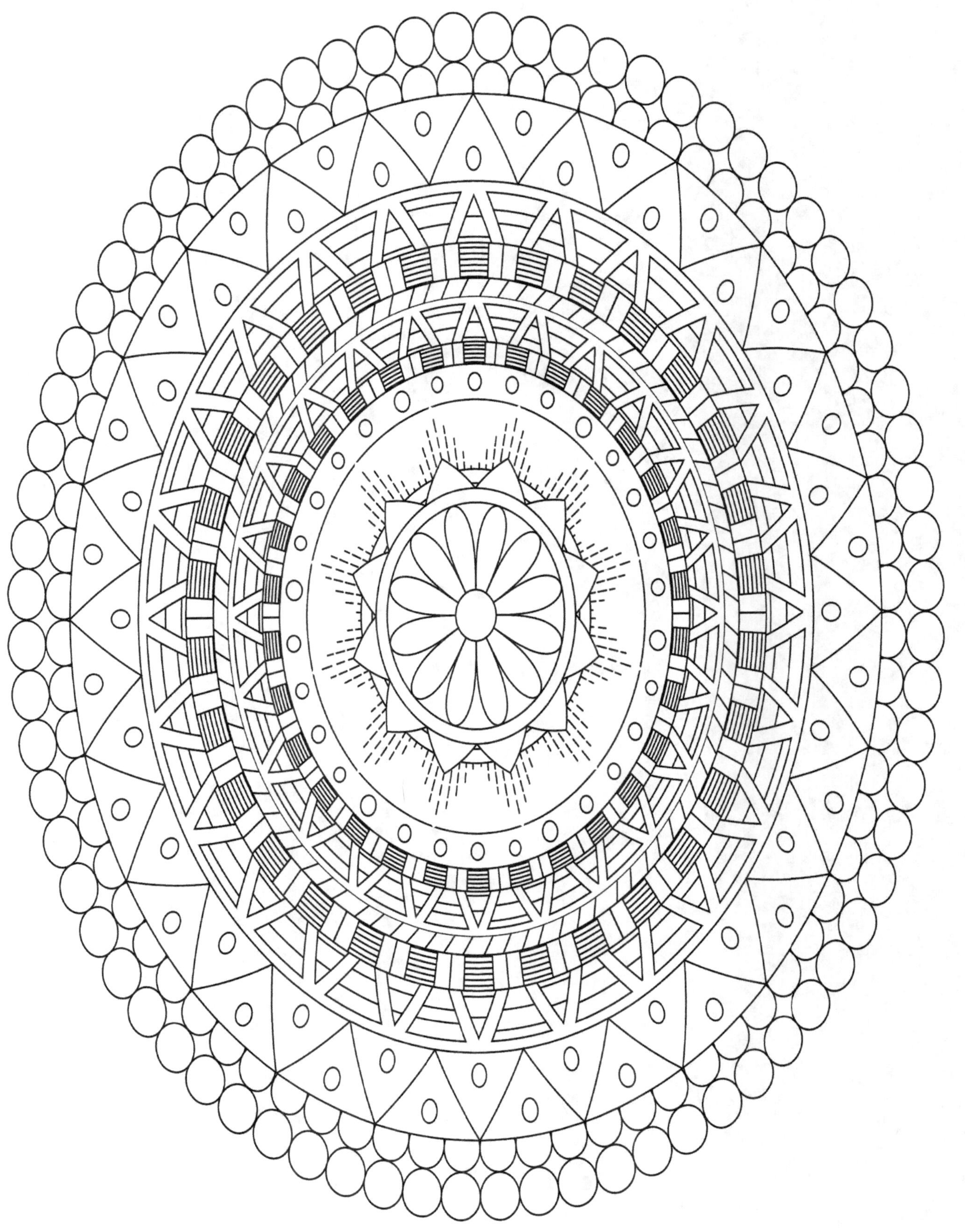

I can and
I will.
Watch me
do it!

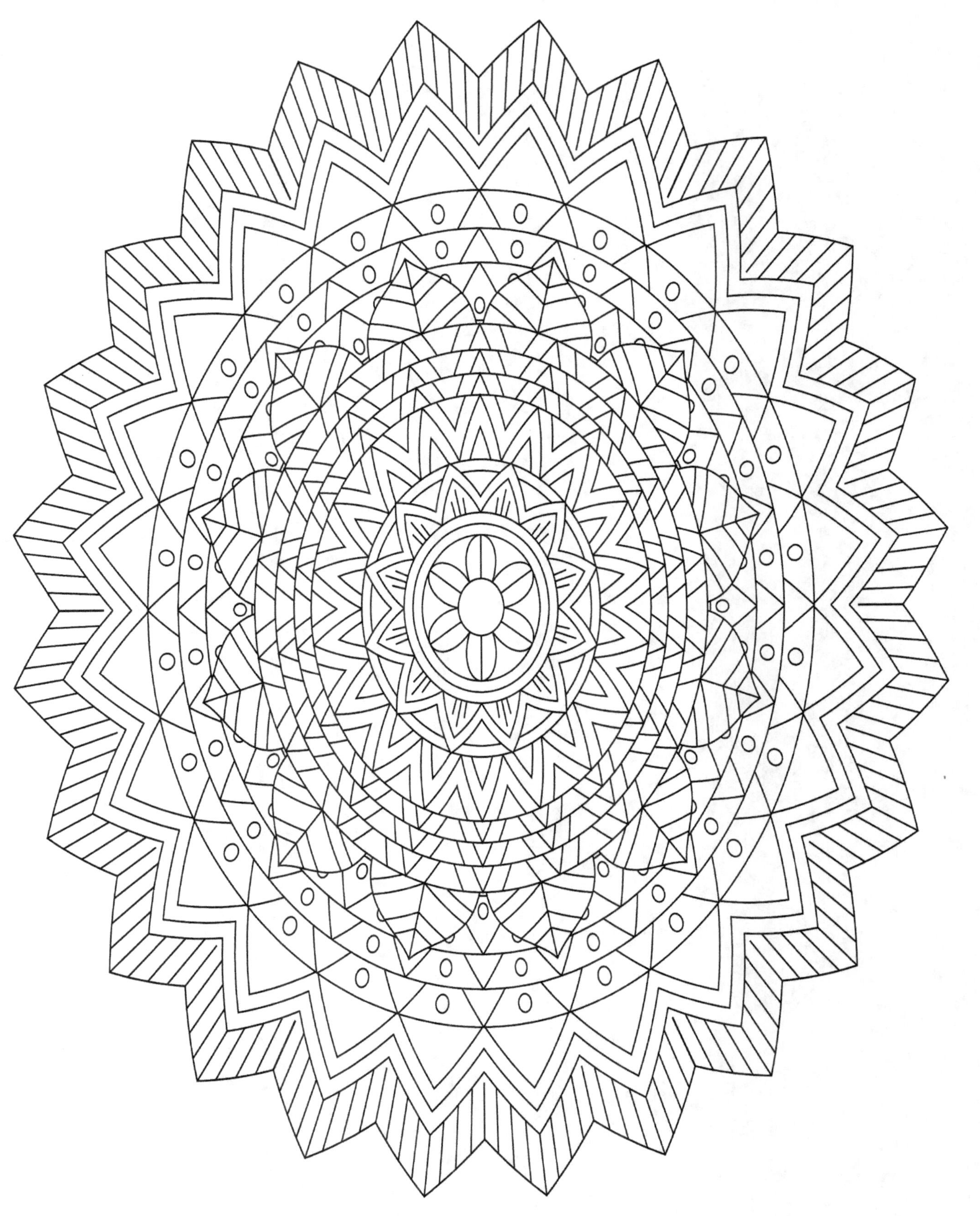

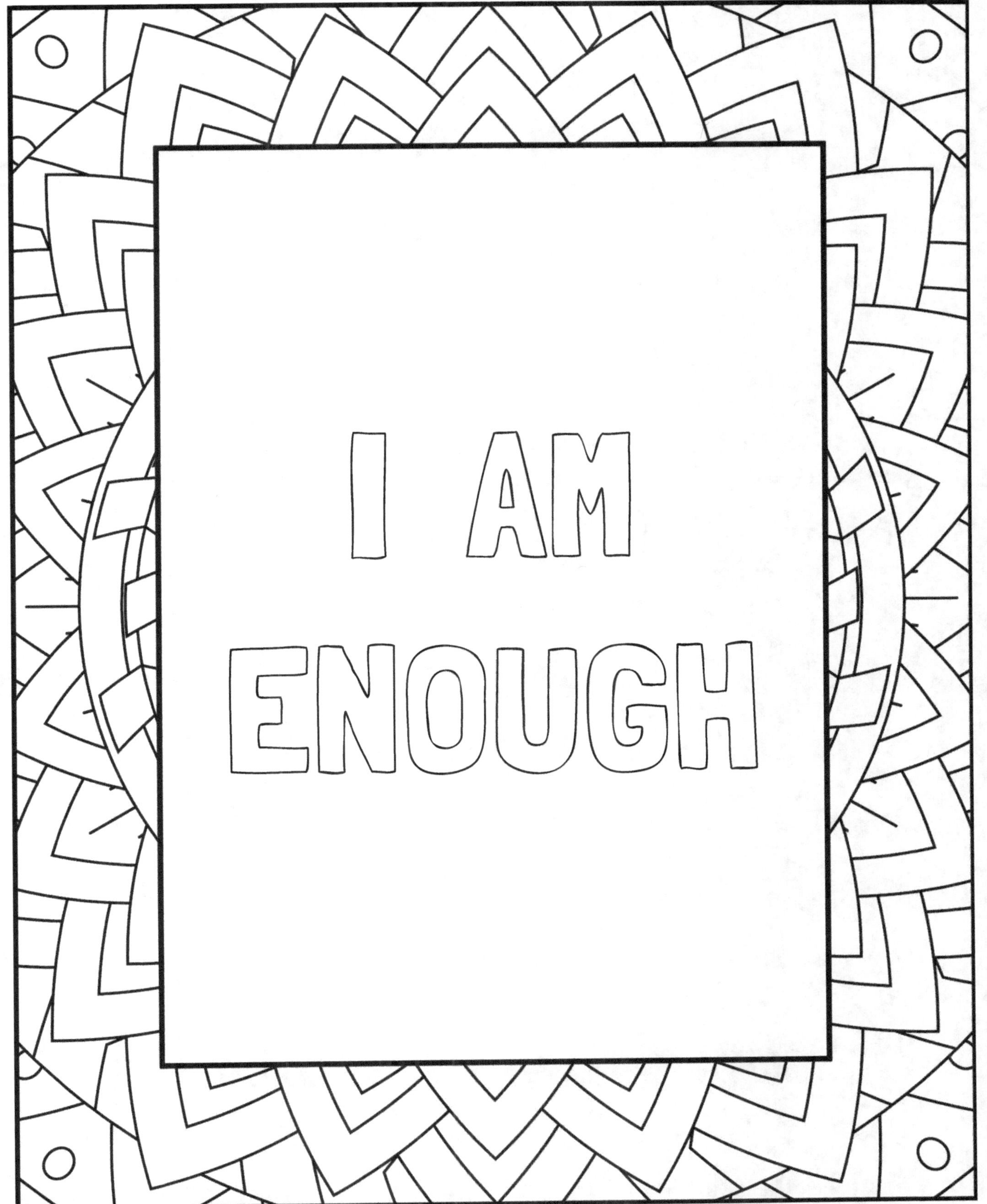

I AM
ENOUGH

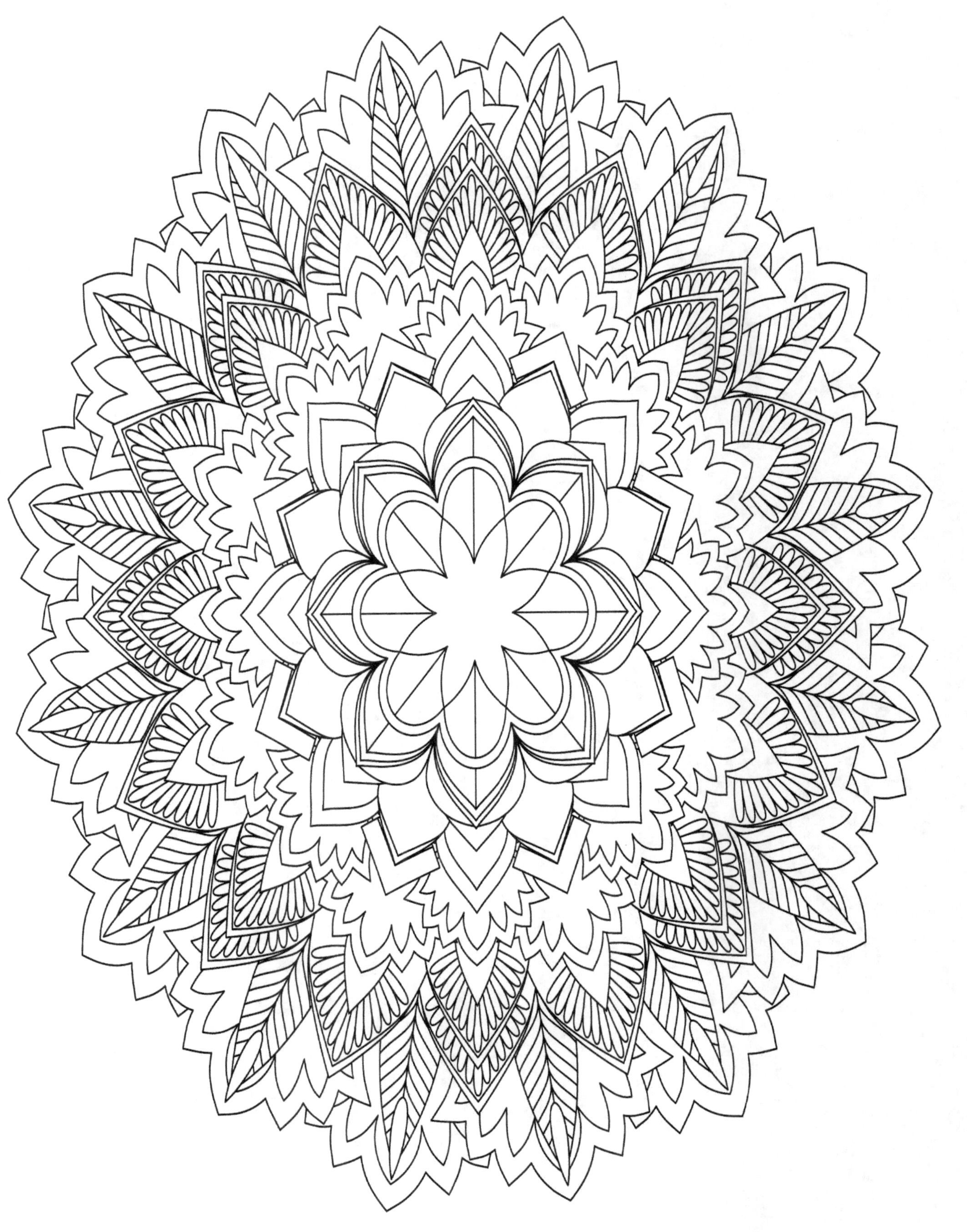

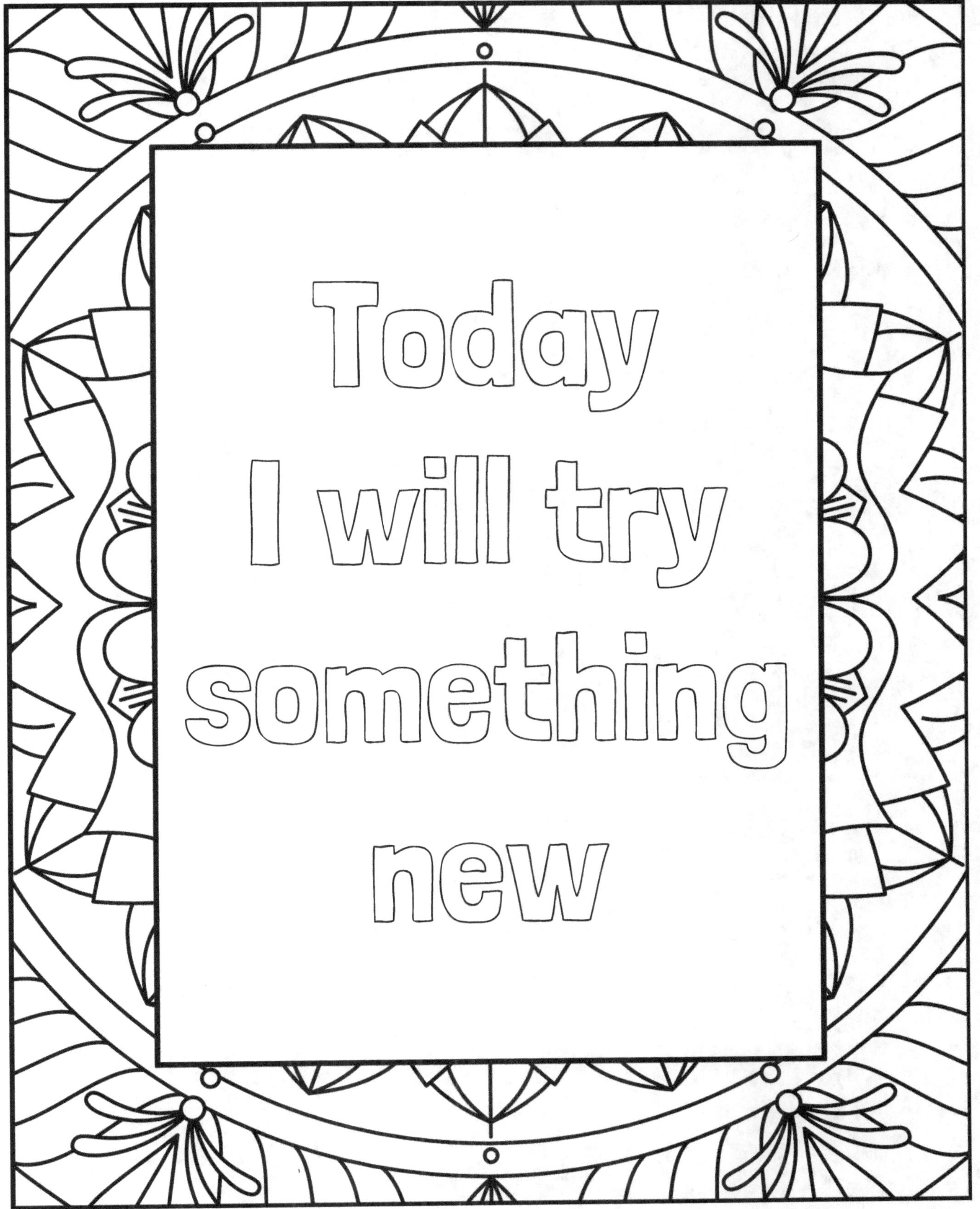

Today
I will try
something
new

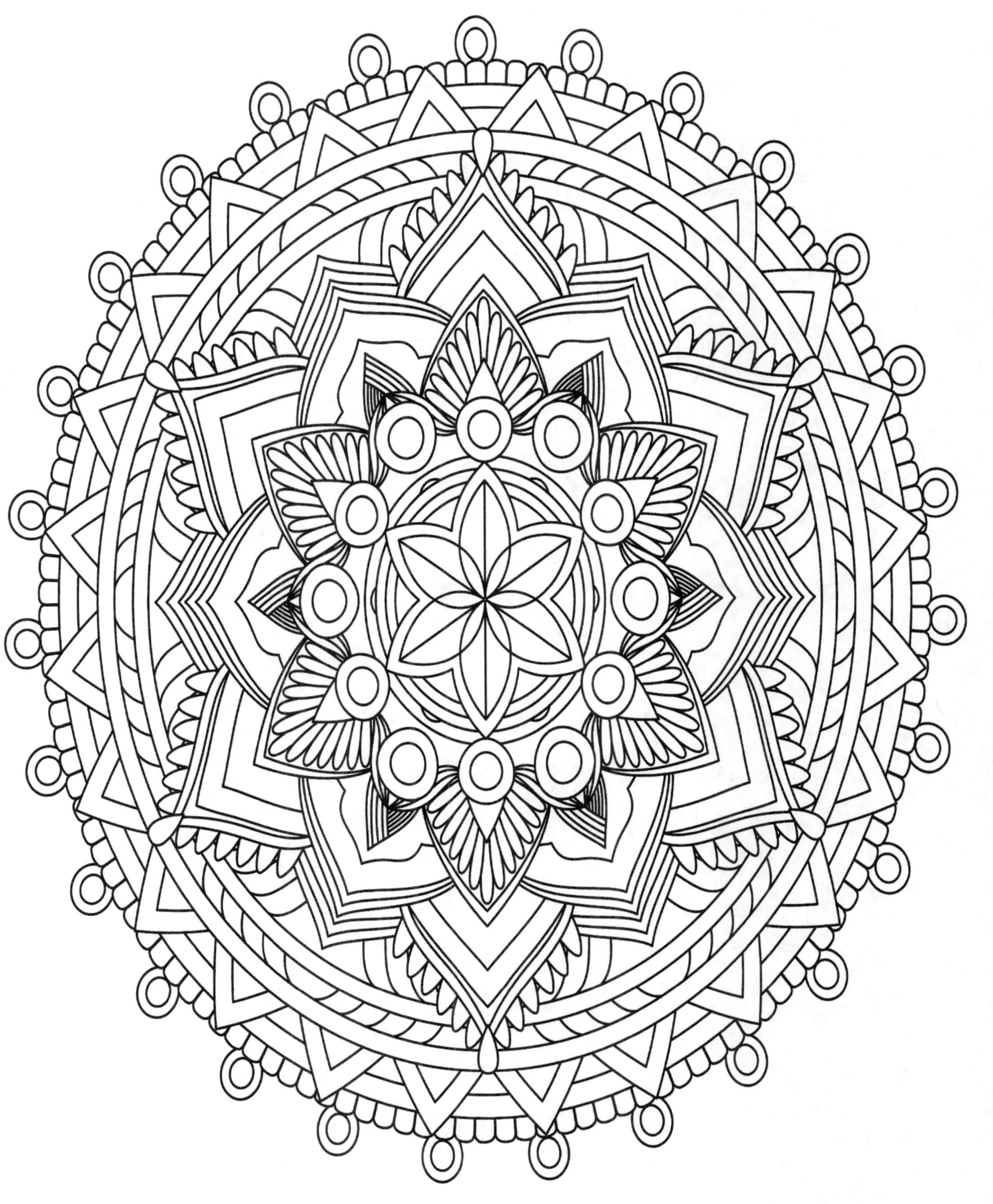

I DREAM
I PLAN
I DO

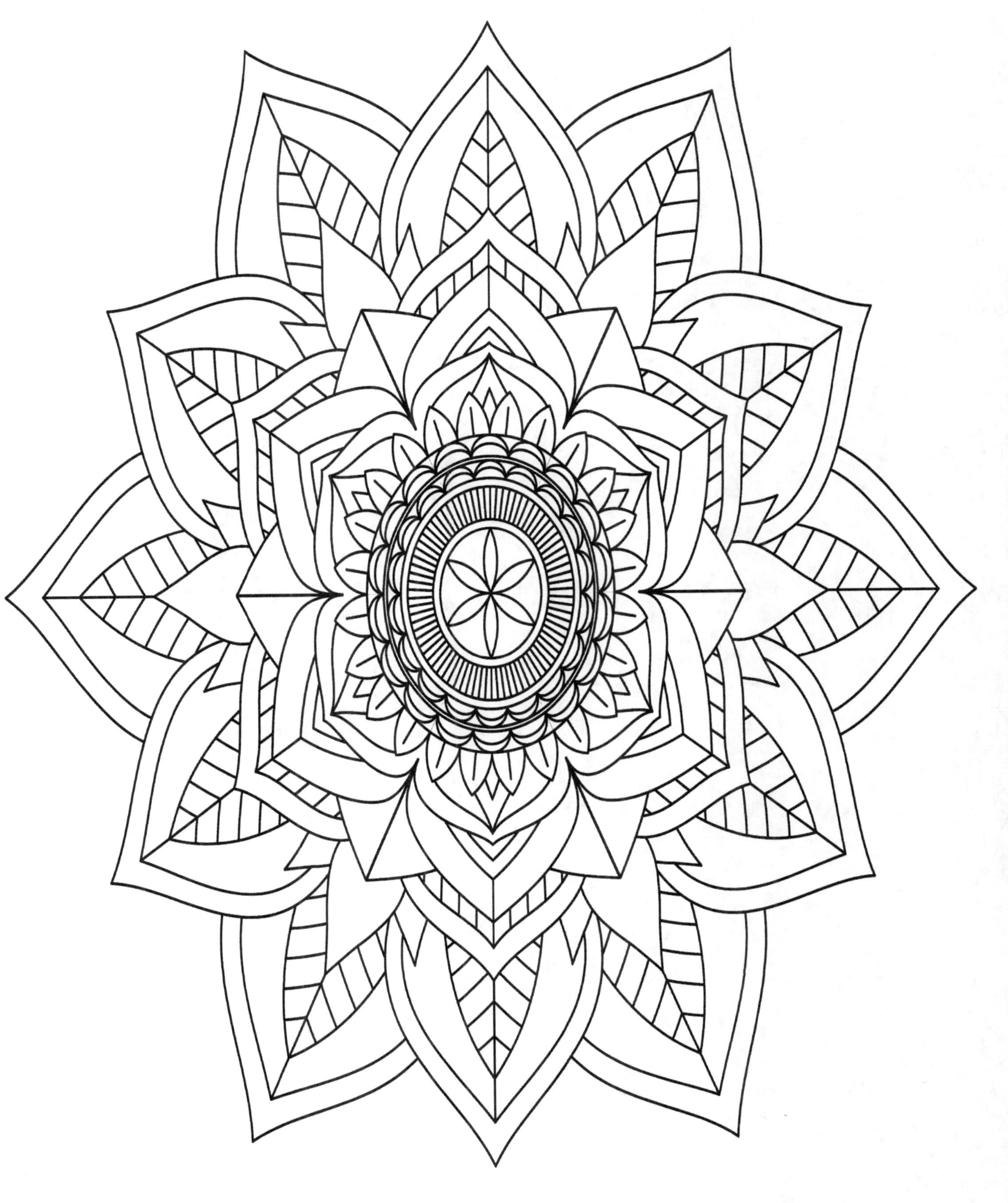

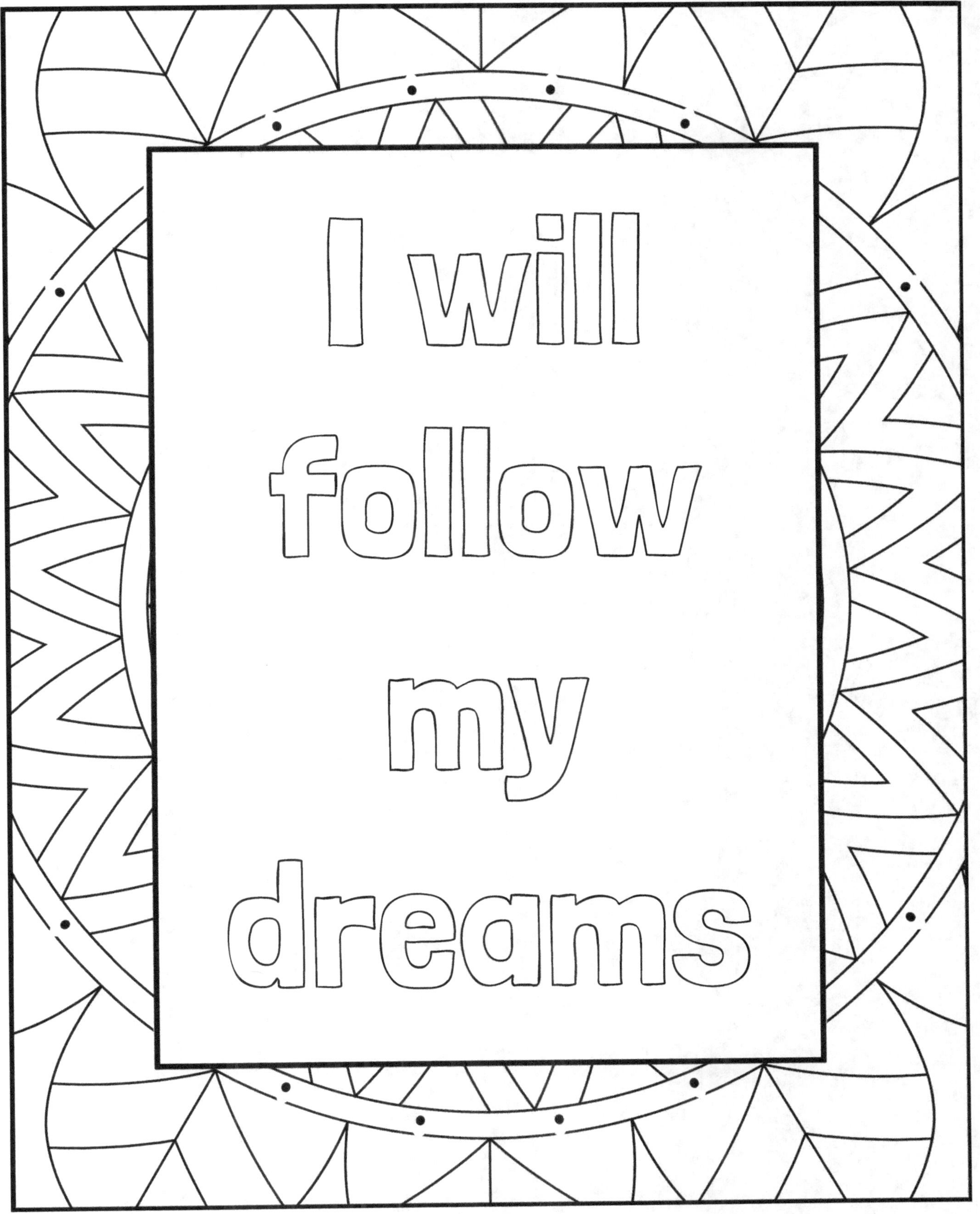

I will
follow
my
dreams

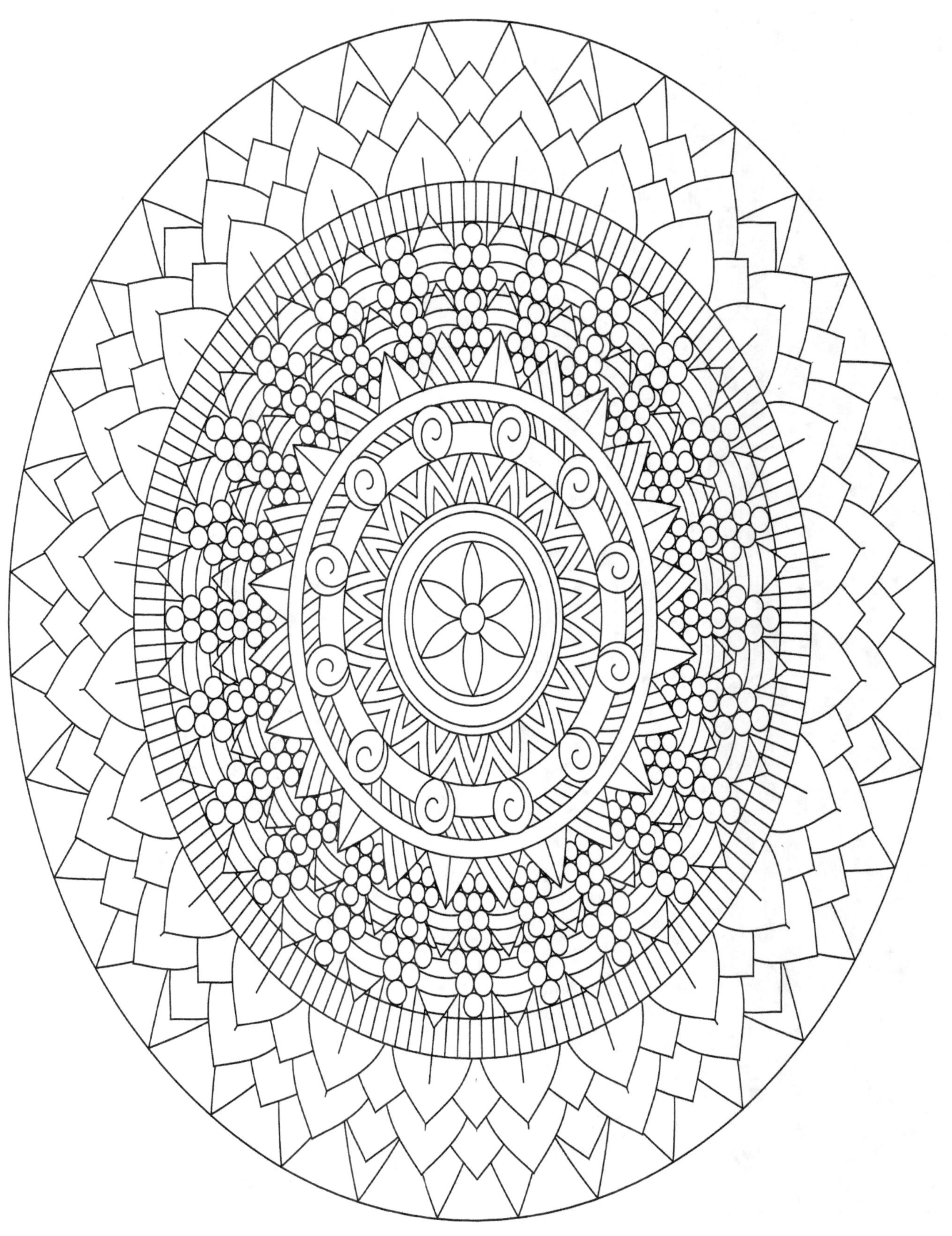

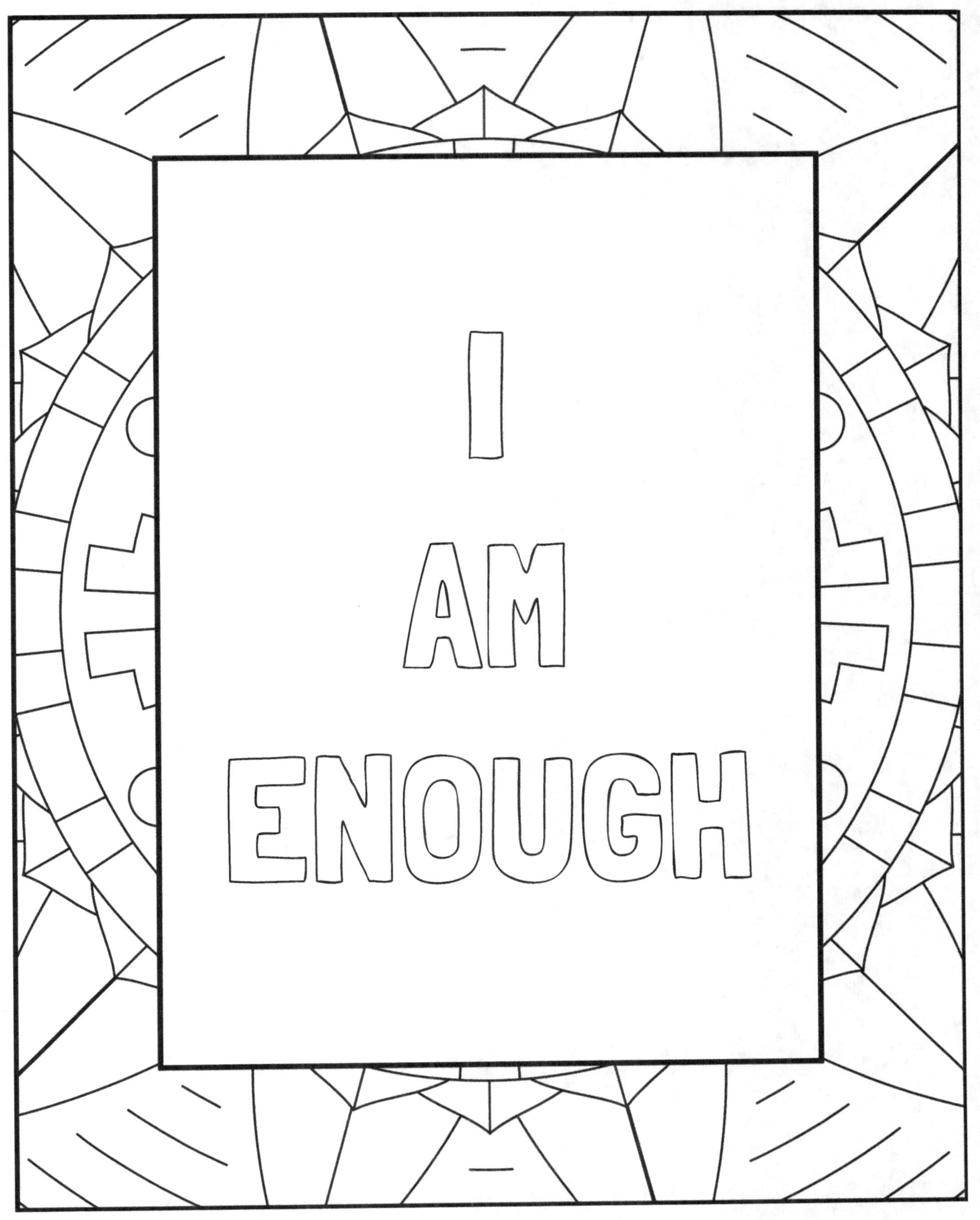

I
AM
ENOUGH

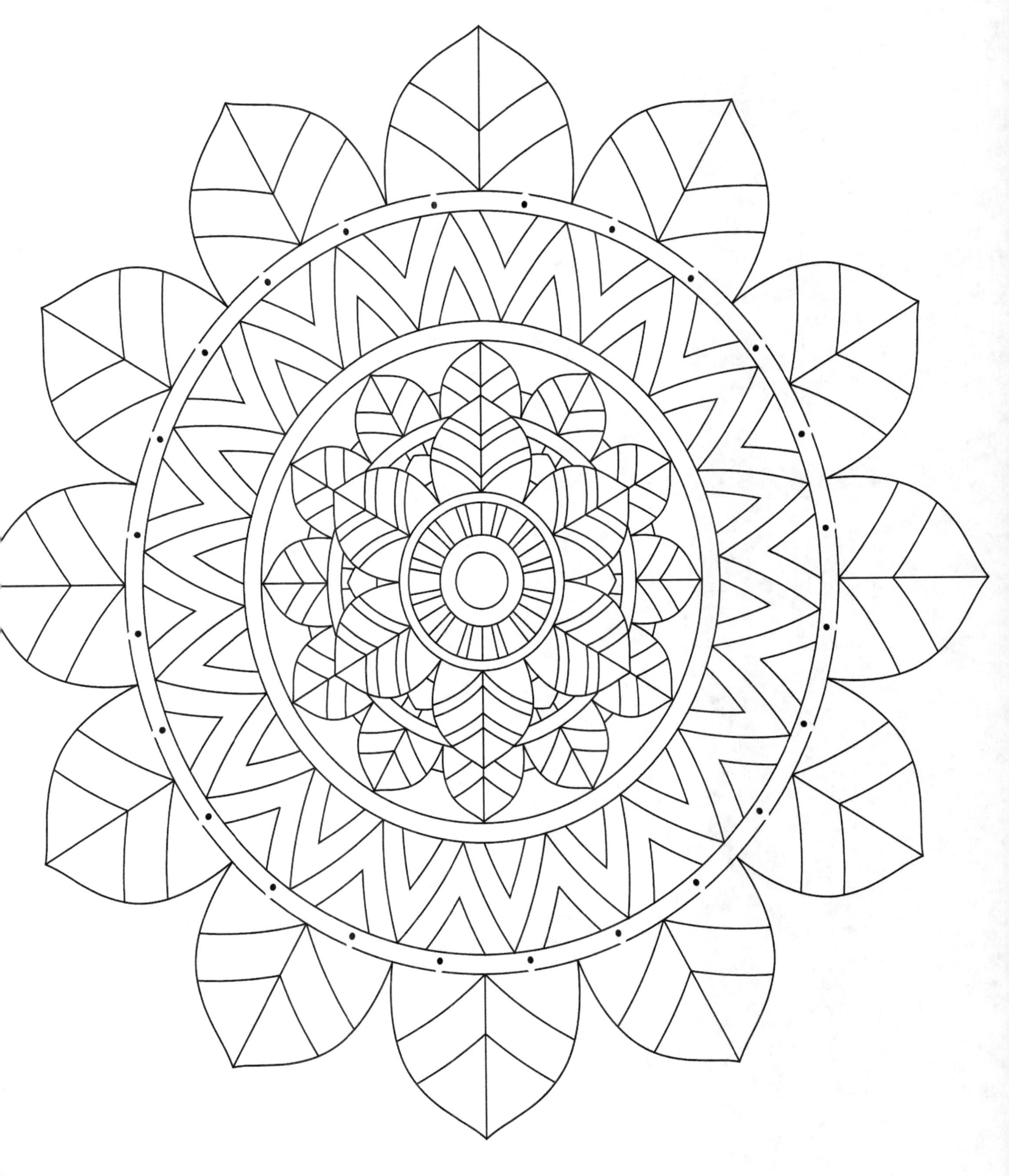

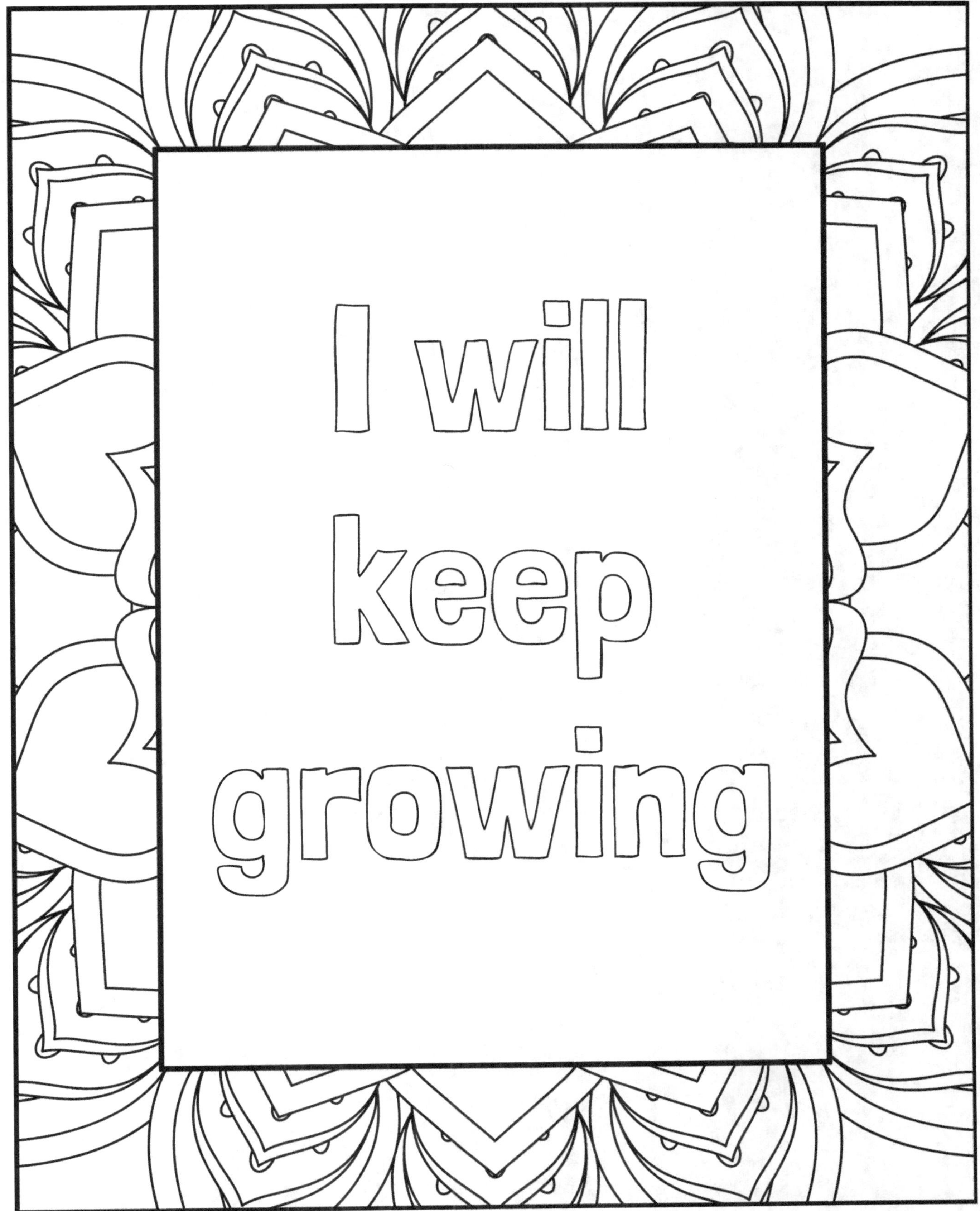

I will
keep
growing

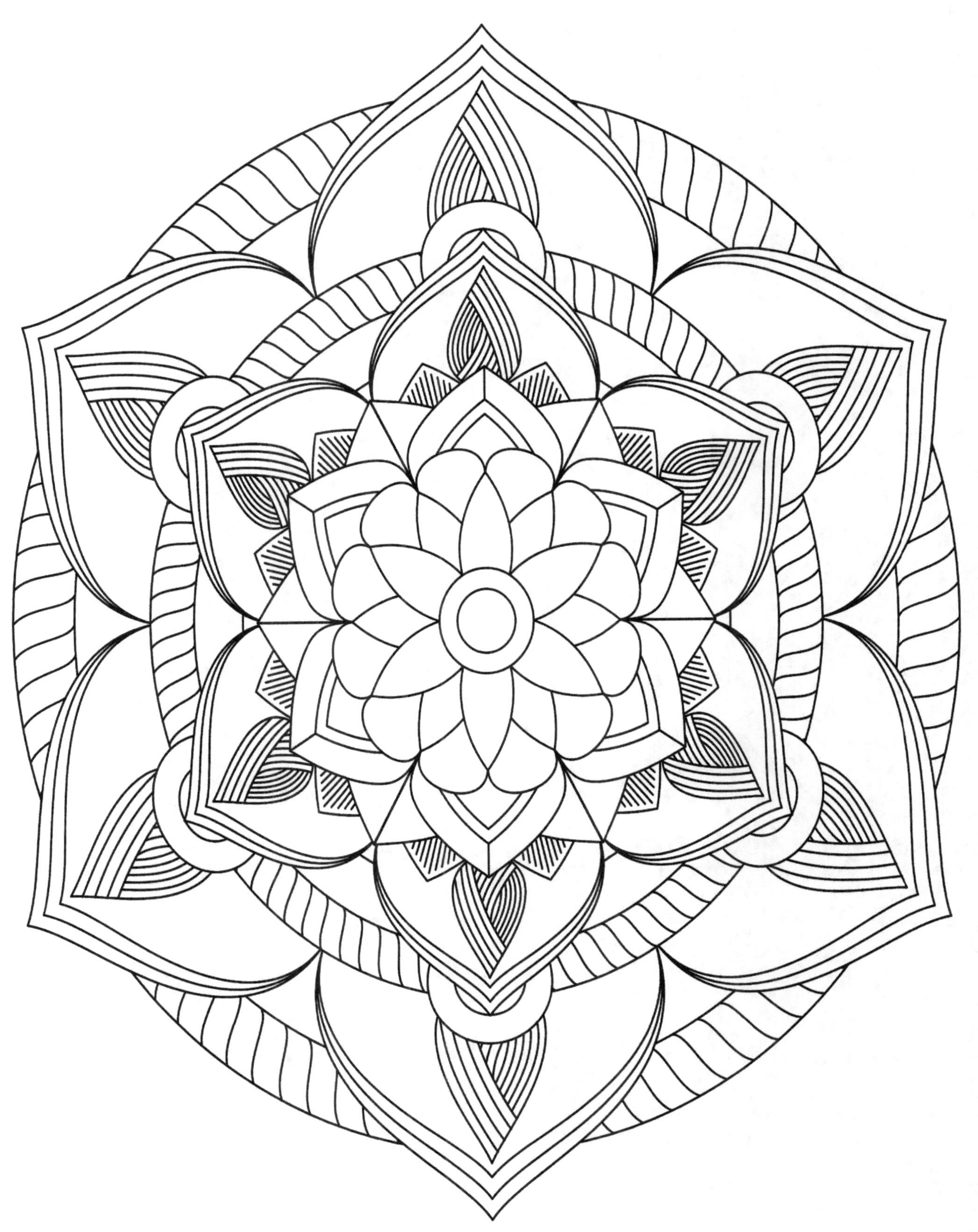

I AM DOING THIS FOR ME

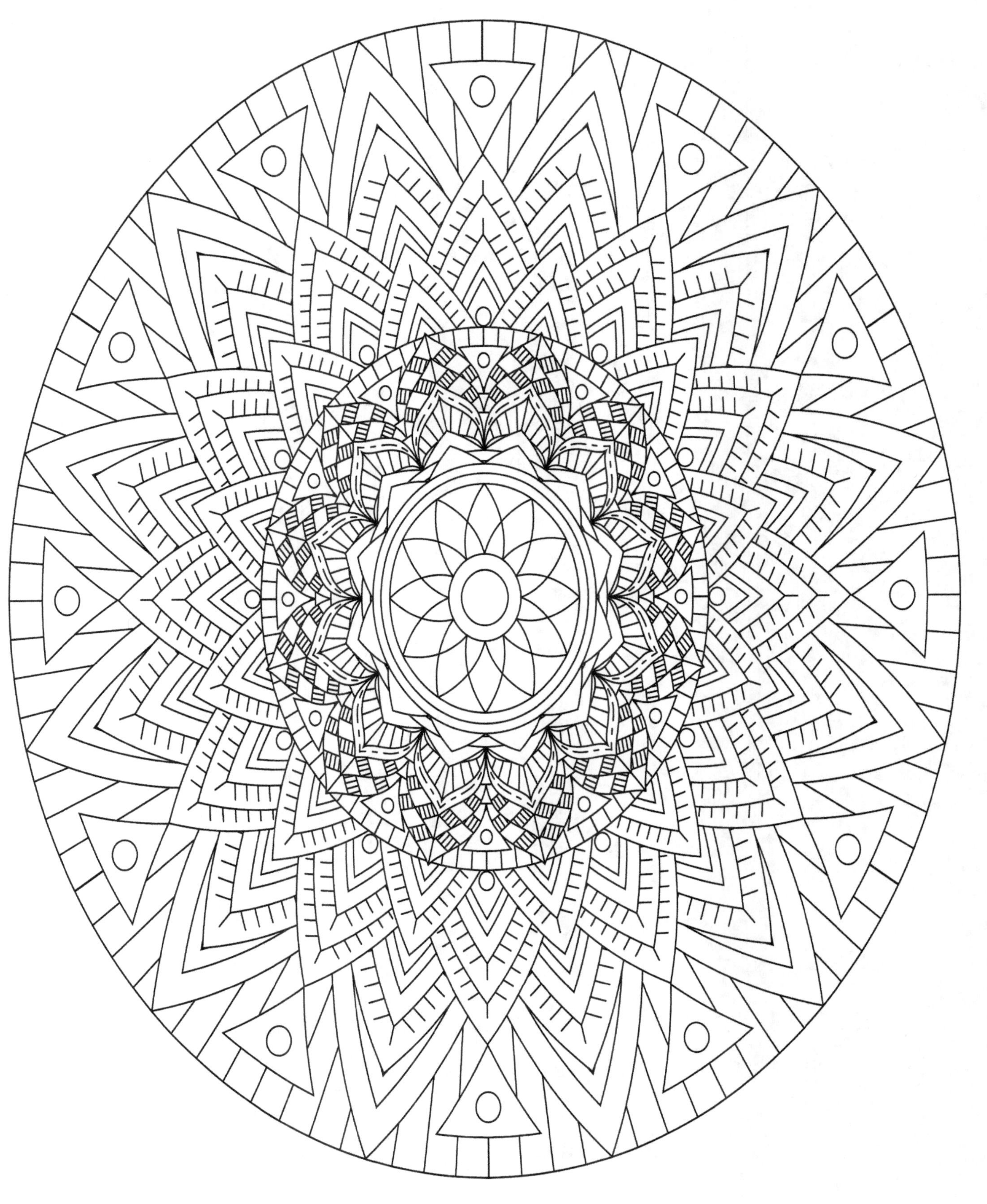

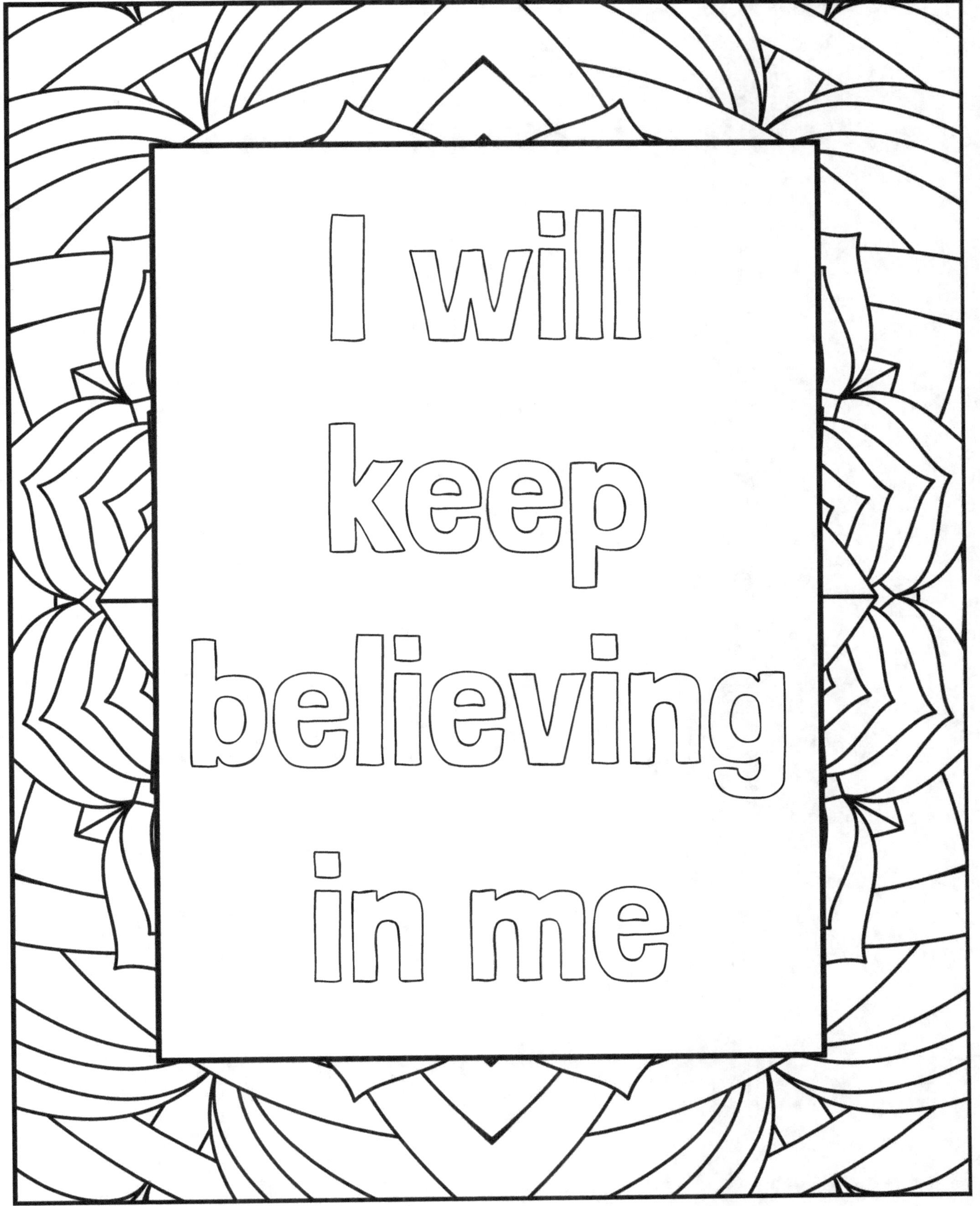

I will
keep
believing
in me

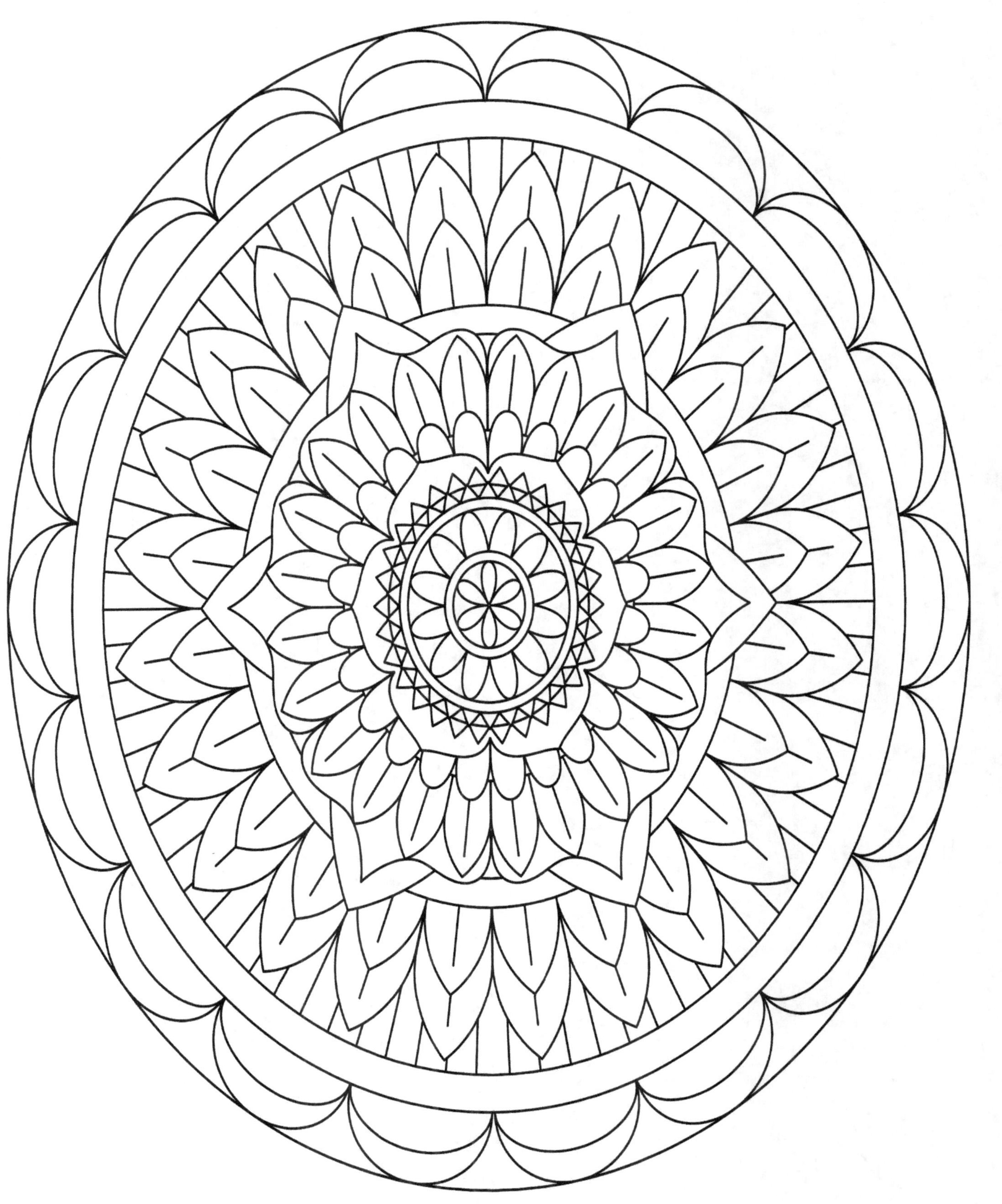

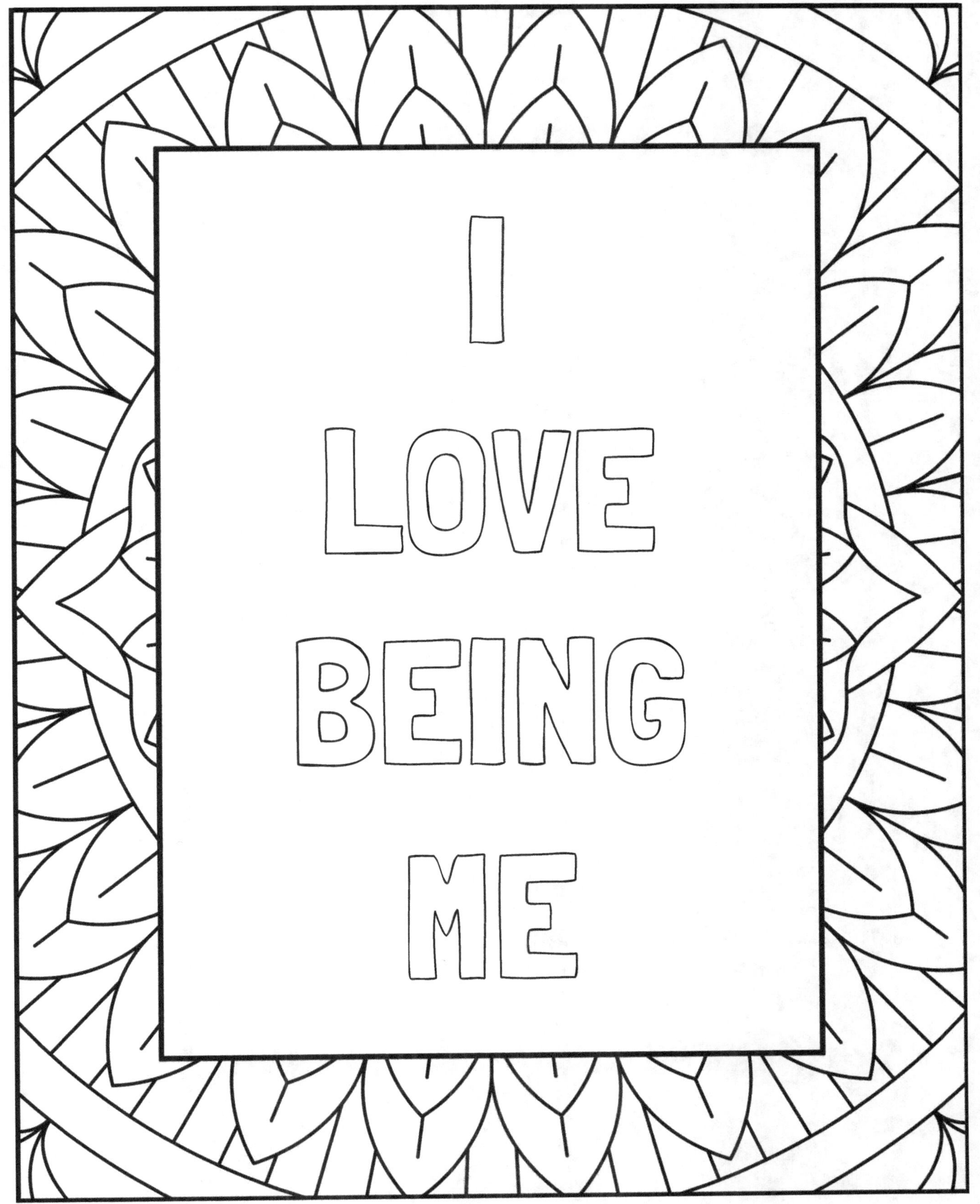
I
LOVE
BEING
ME

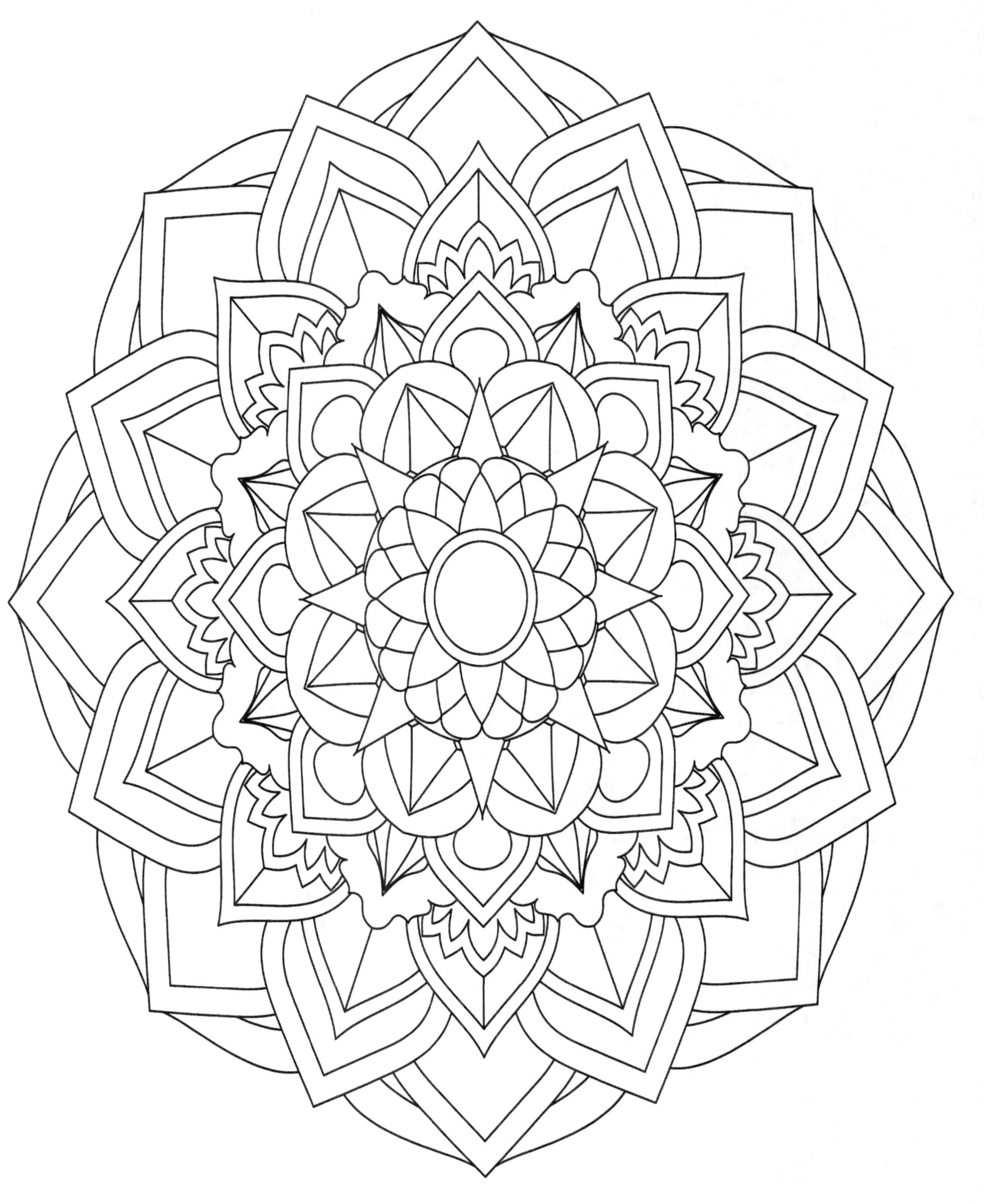

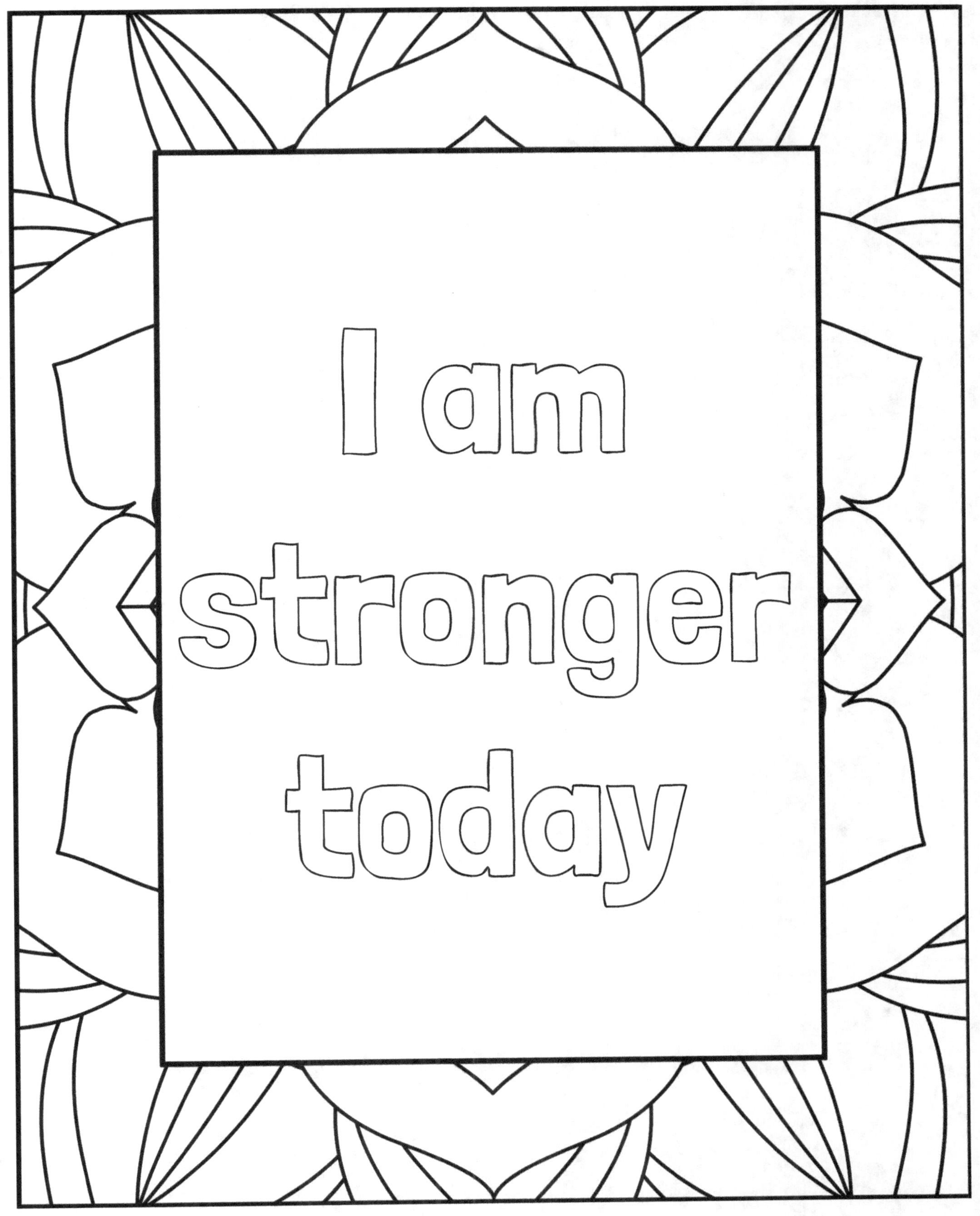
I am
stronger
today

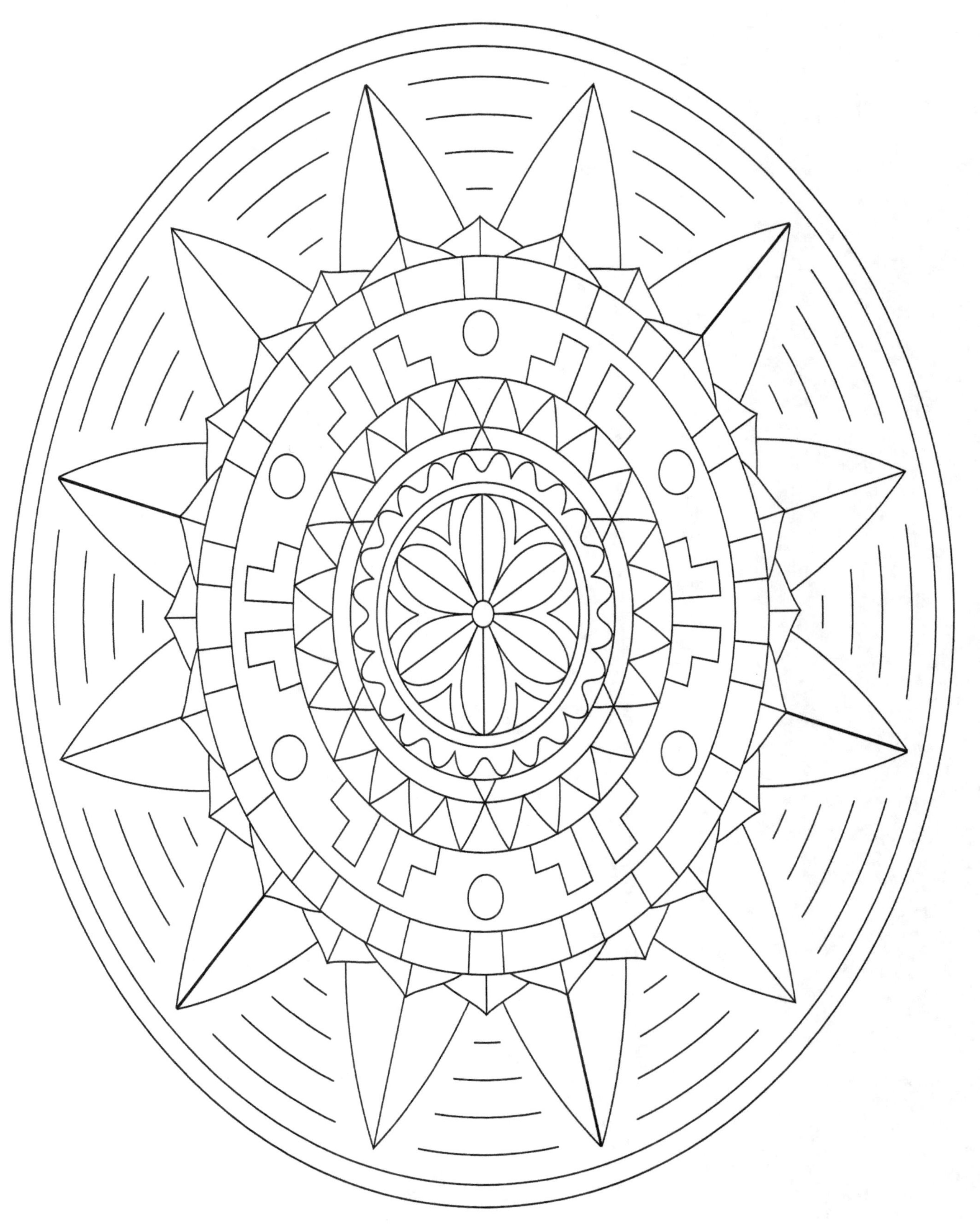

IT'S OK
FOR ME
TO SAY
NO

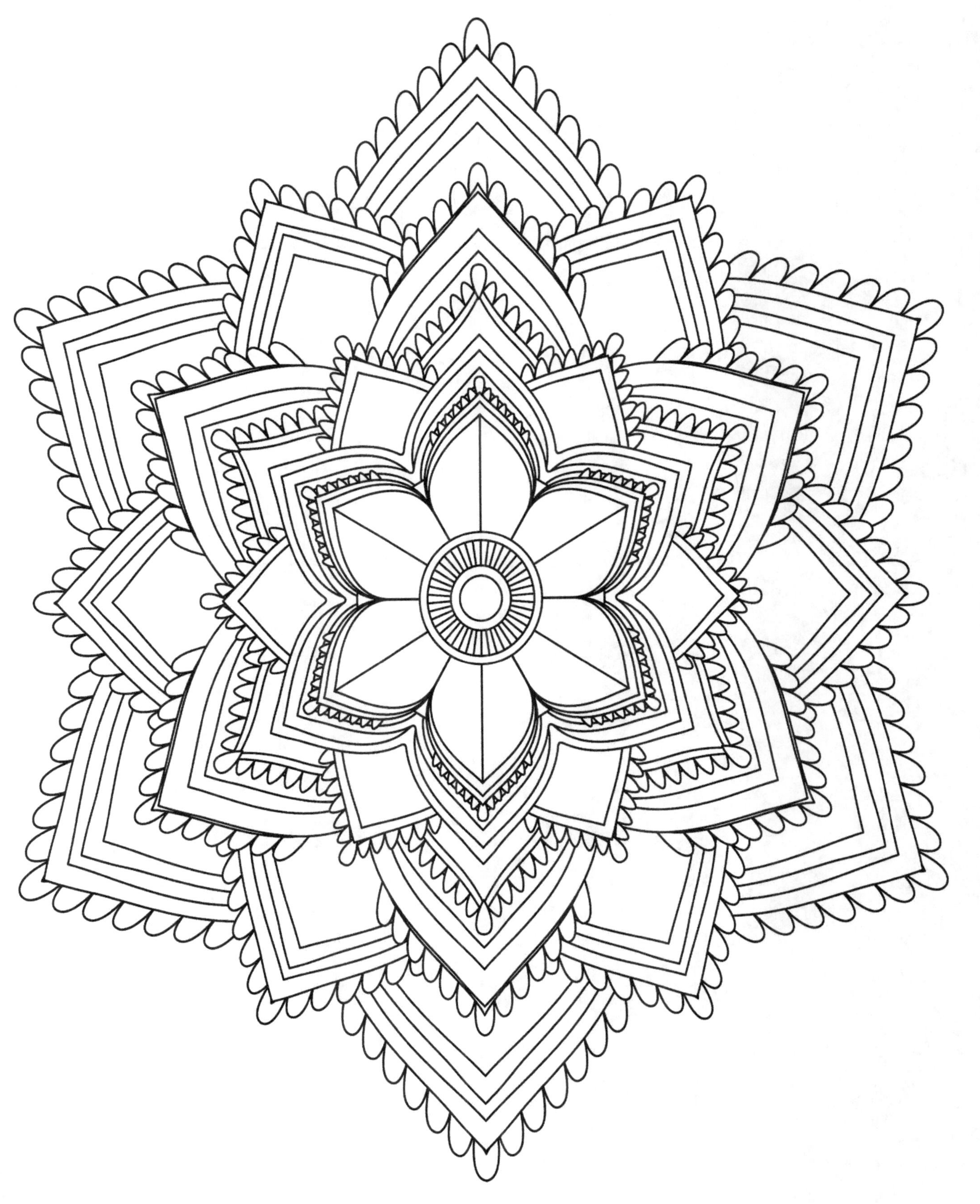

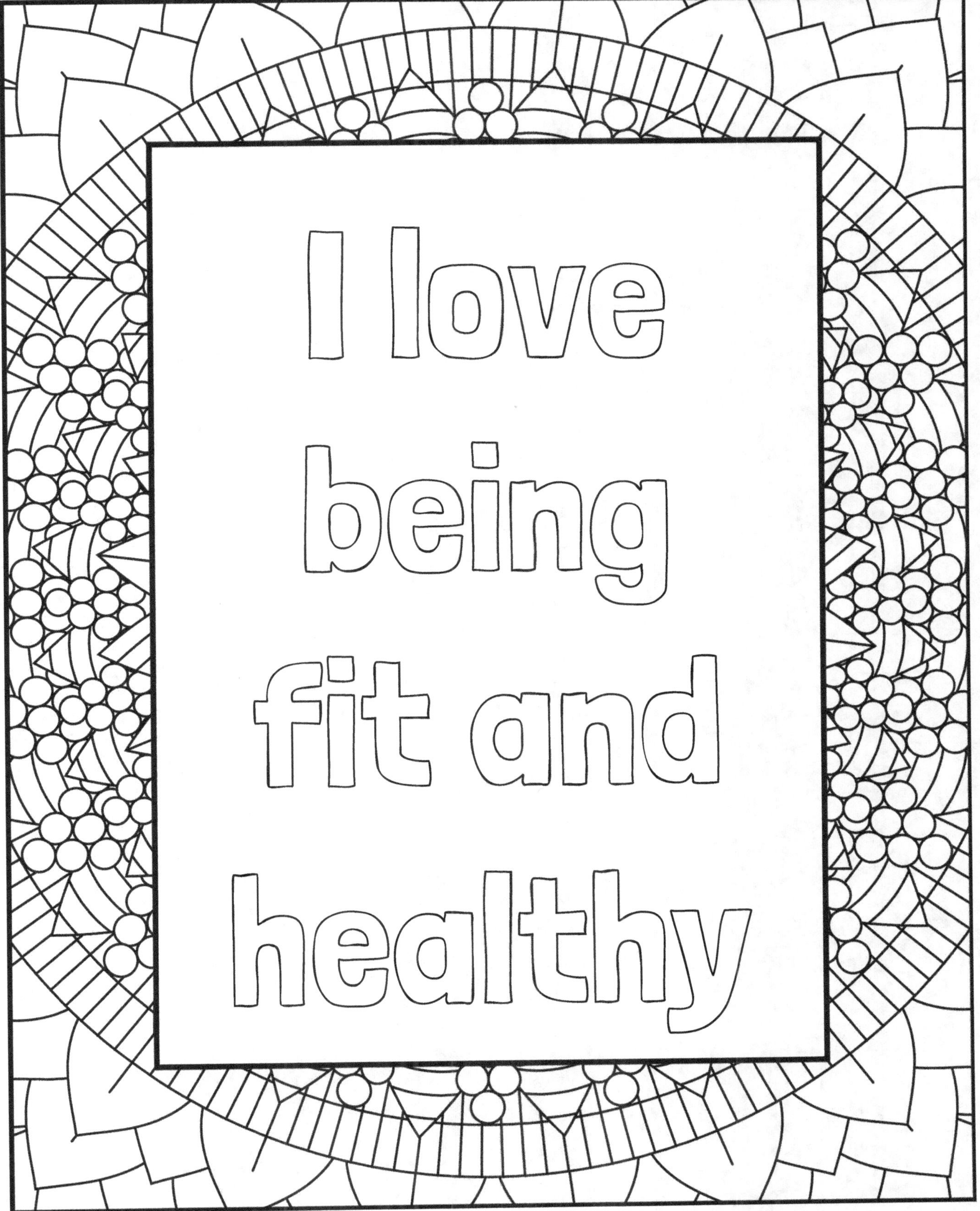
I love
being
fit and
healthy

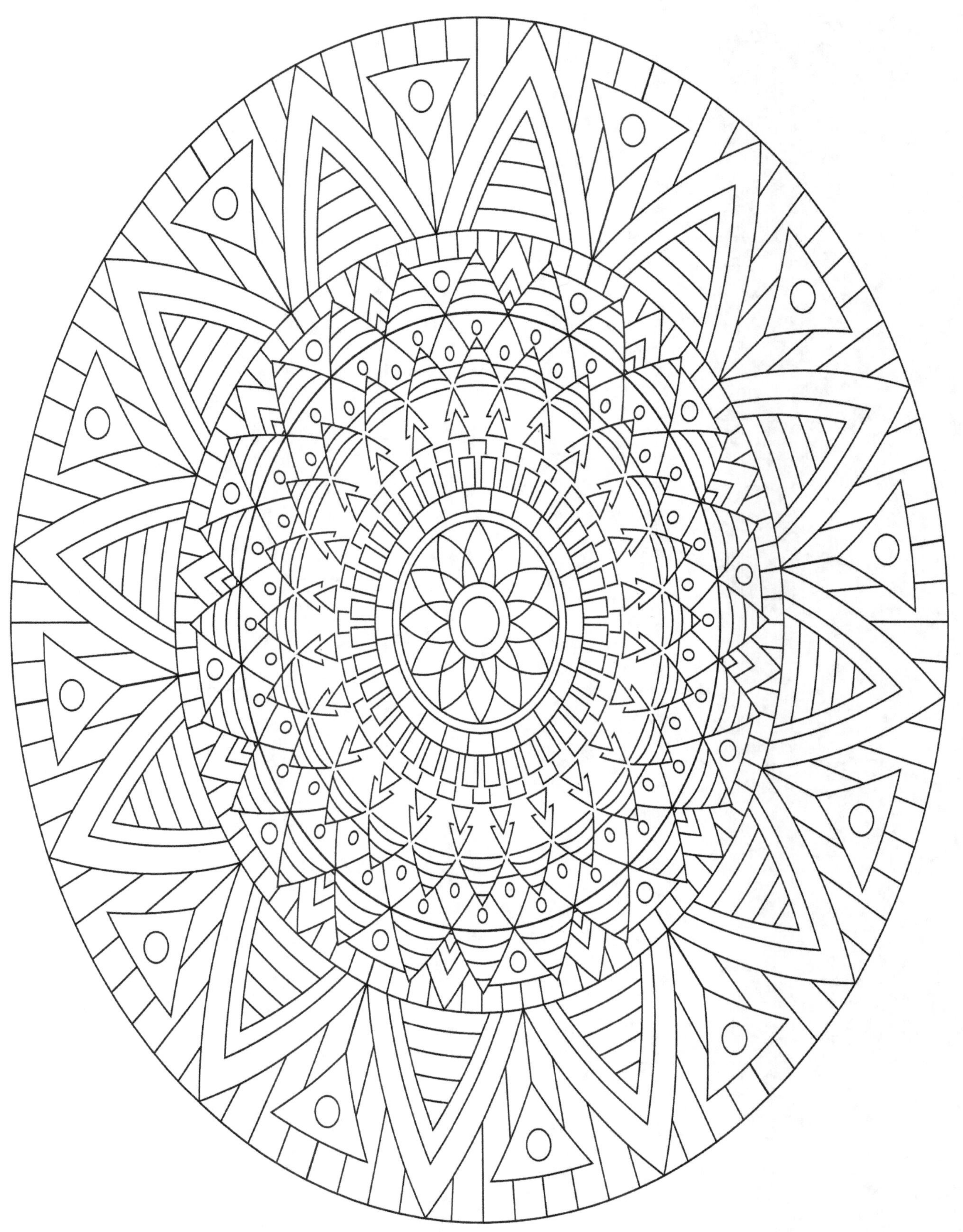

I AM AN AMAZING FRIEND

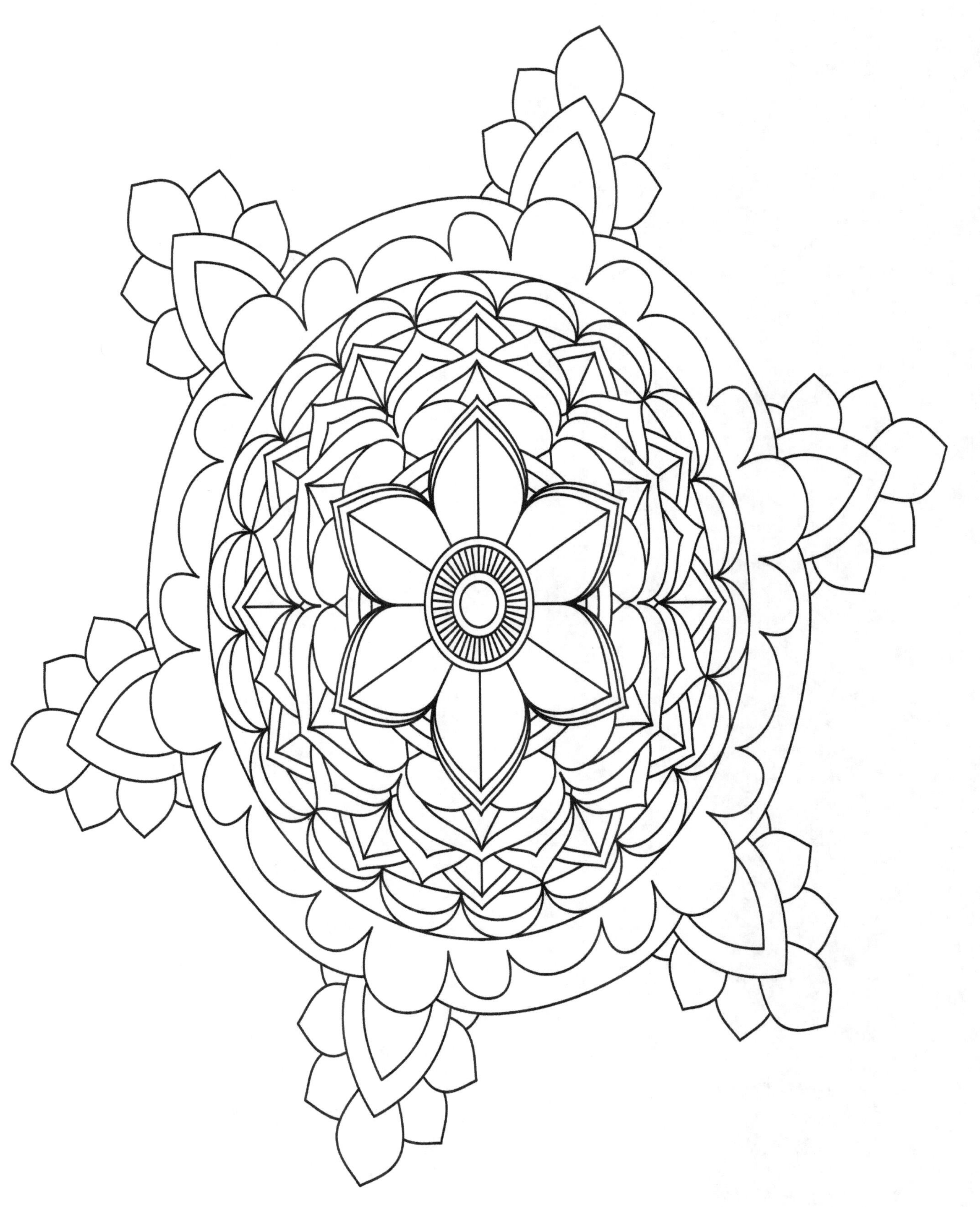

No one is ME.
That is my
SUPERPOWER

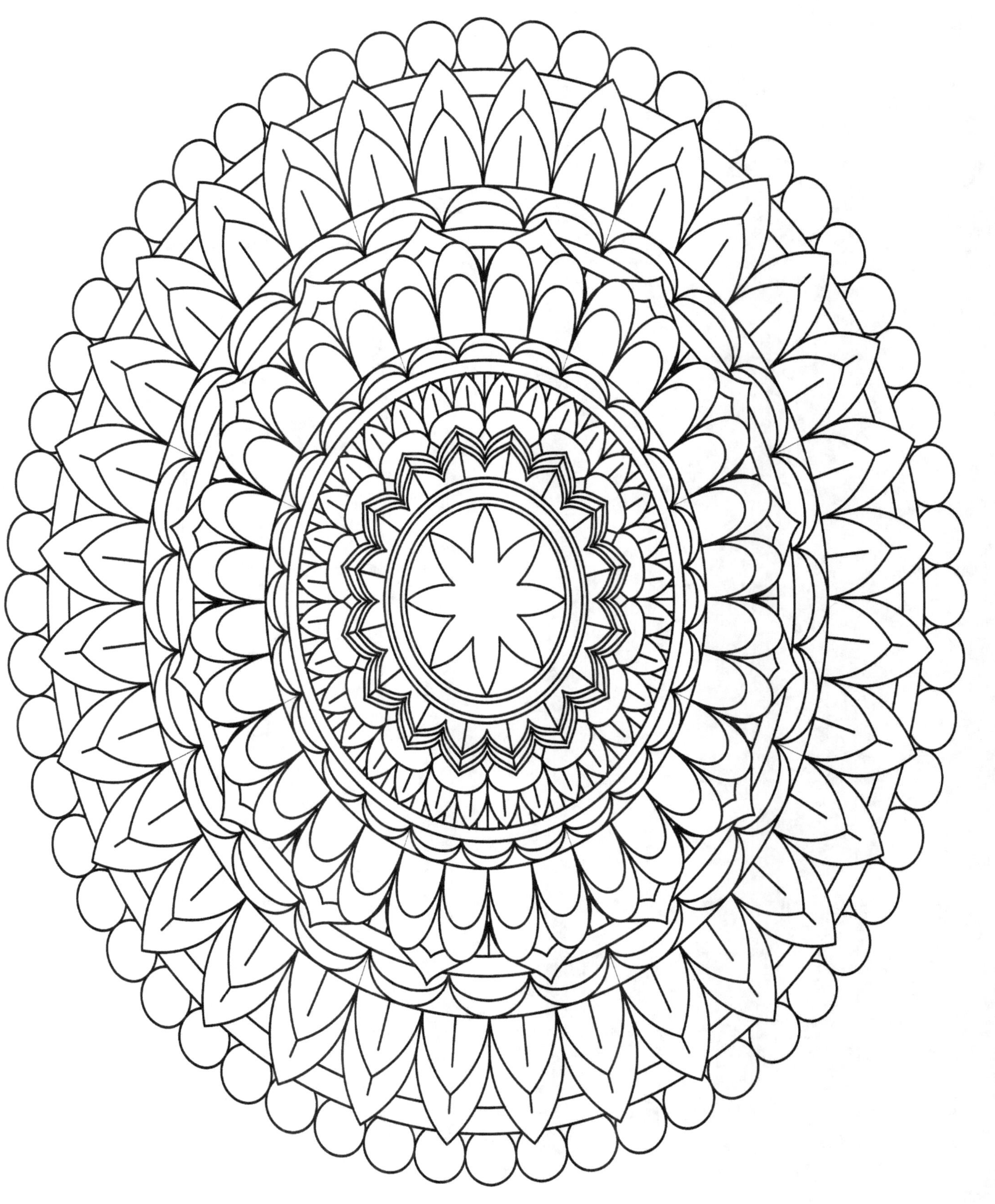

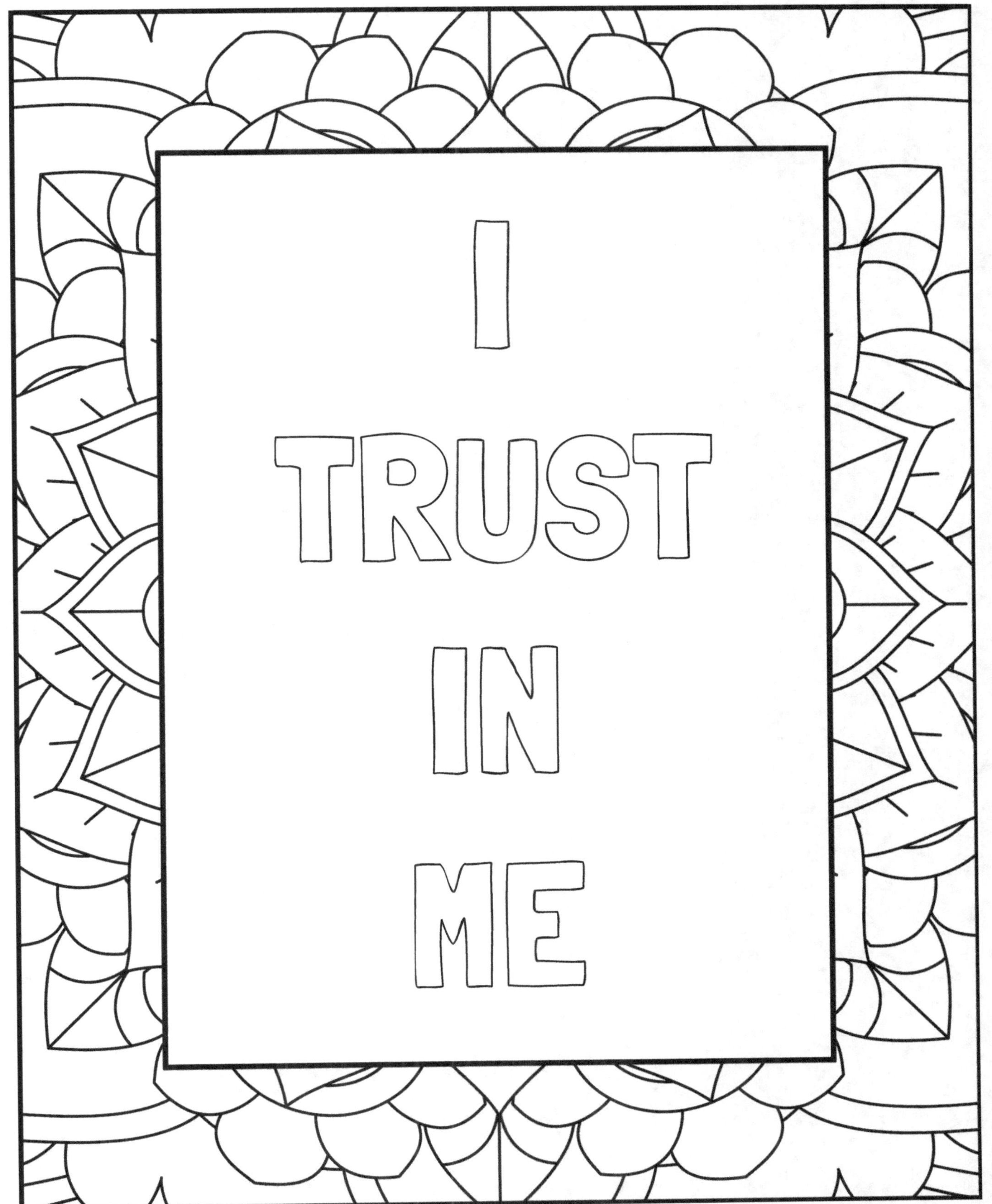

I
TRUST
IN
ME

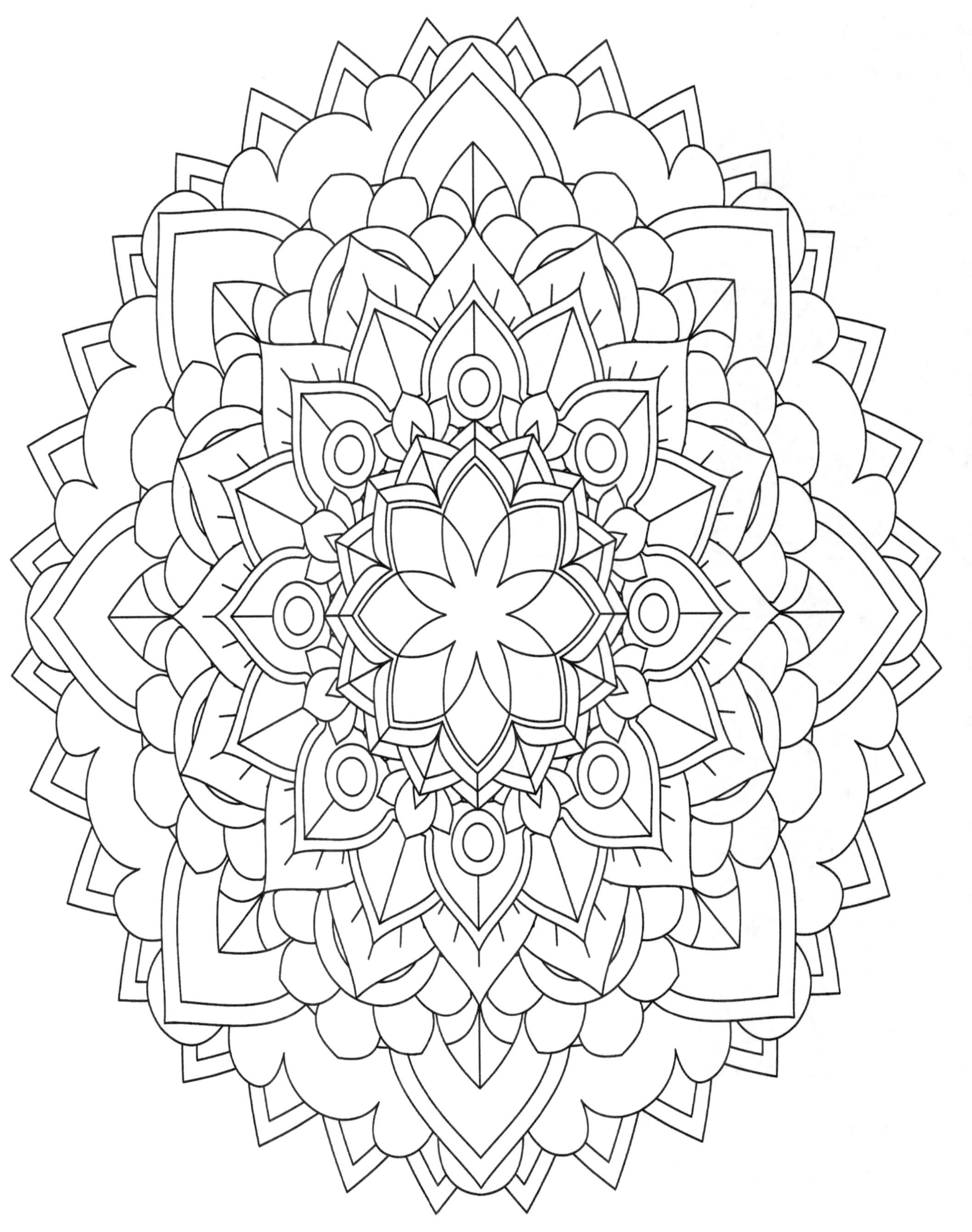

I know
I've got
this!

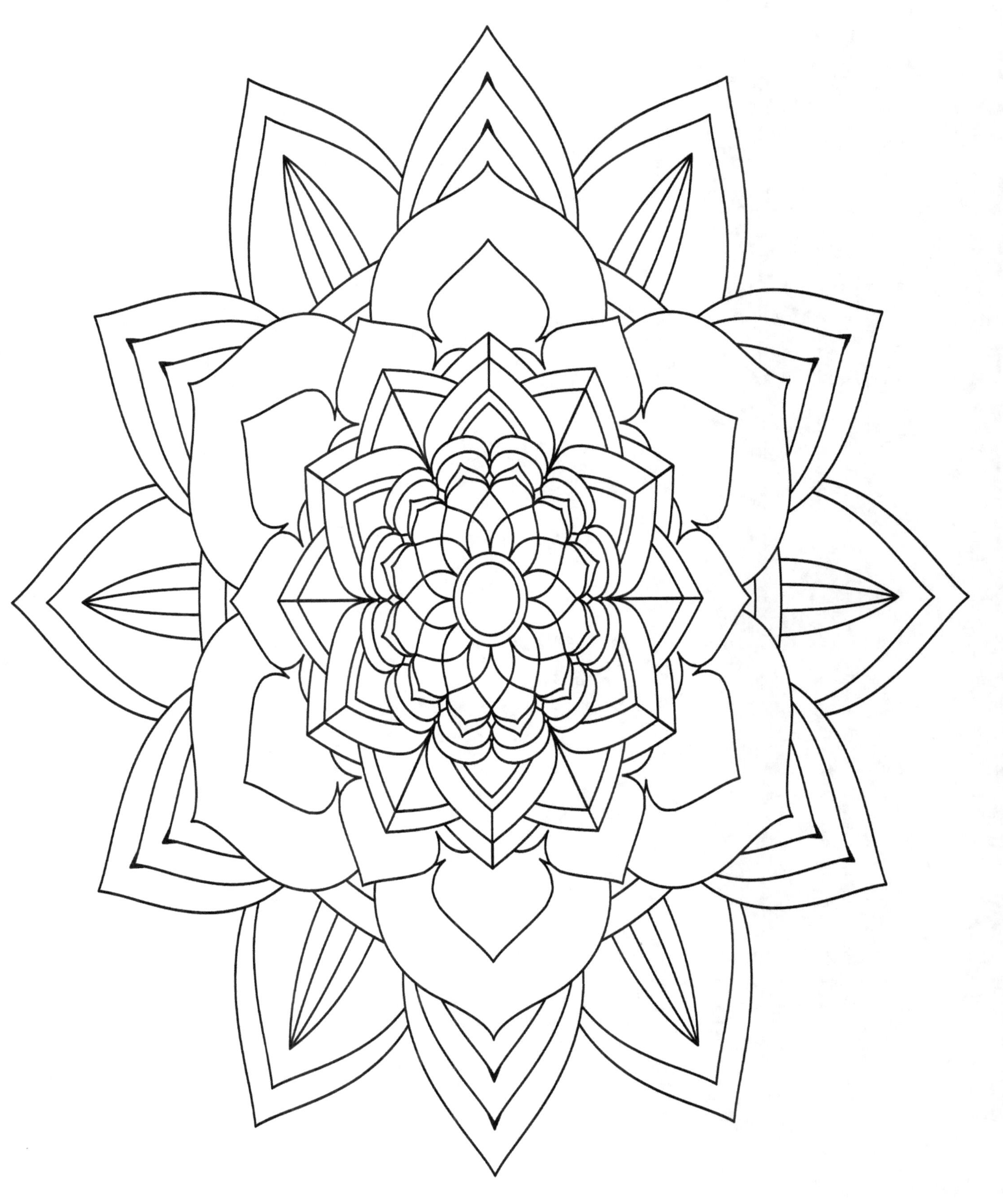

I WILL DO THINGS FOR ME TODAY

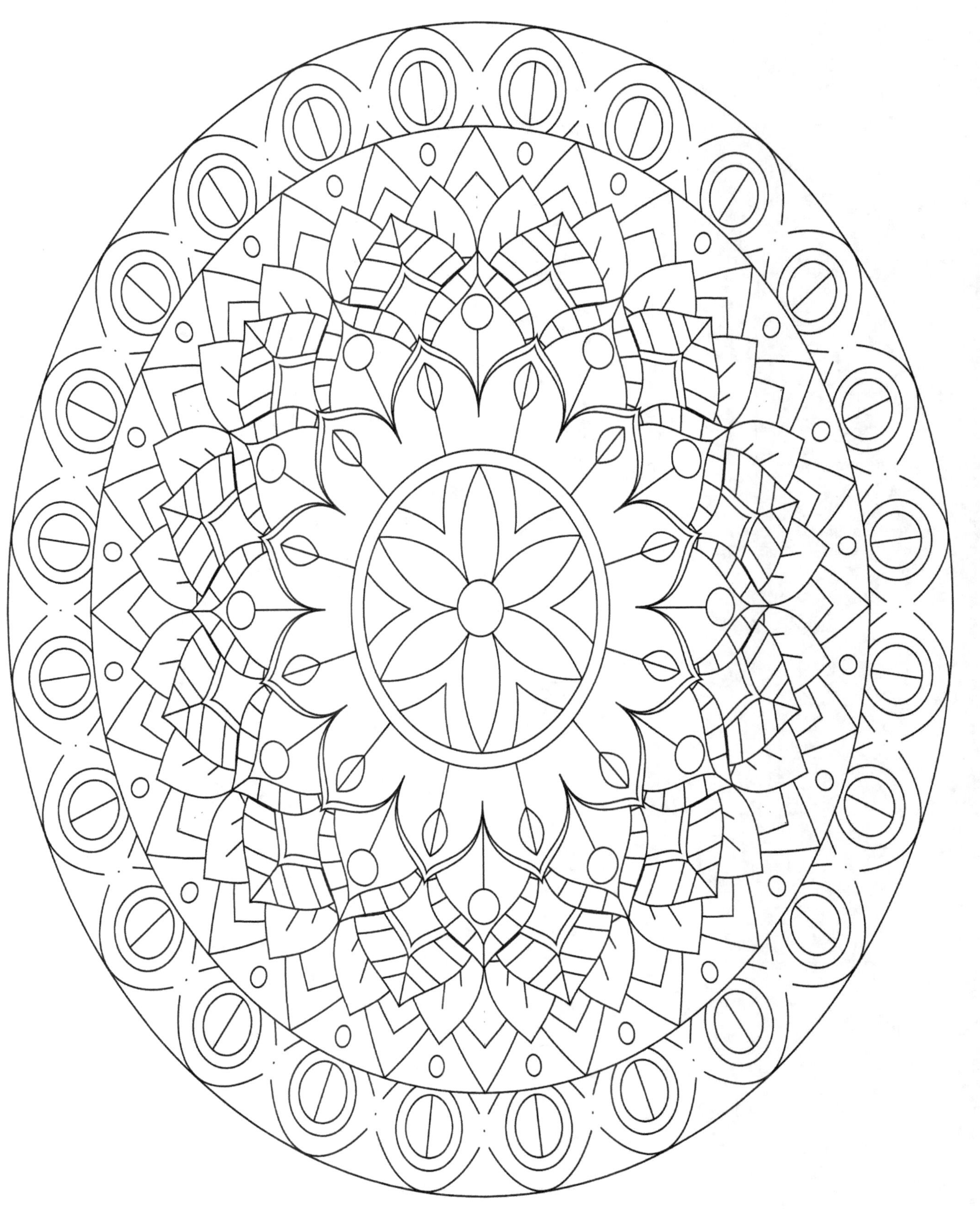

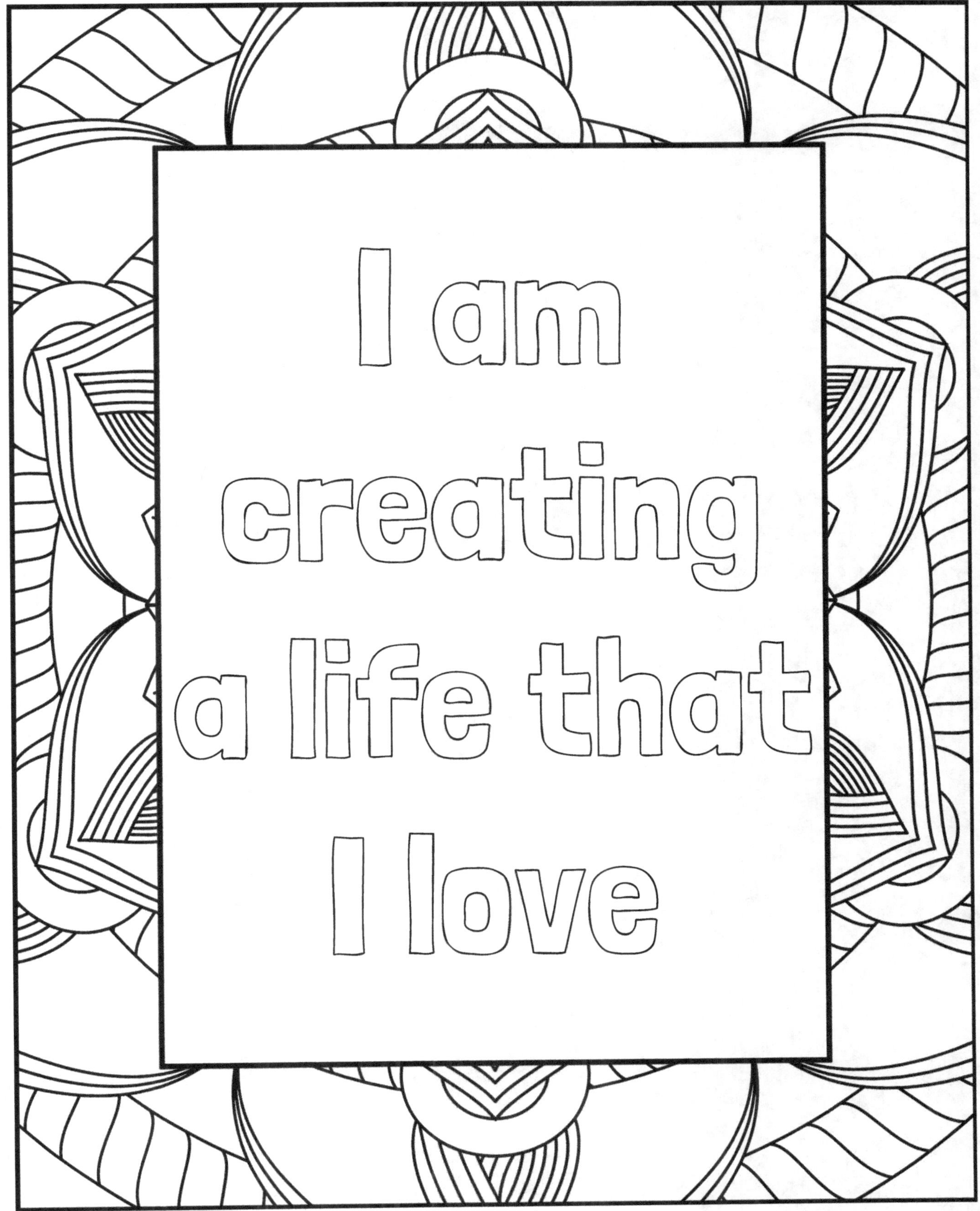

I am
creating
a life that
I love

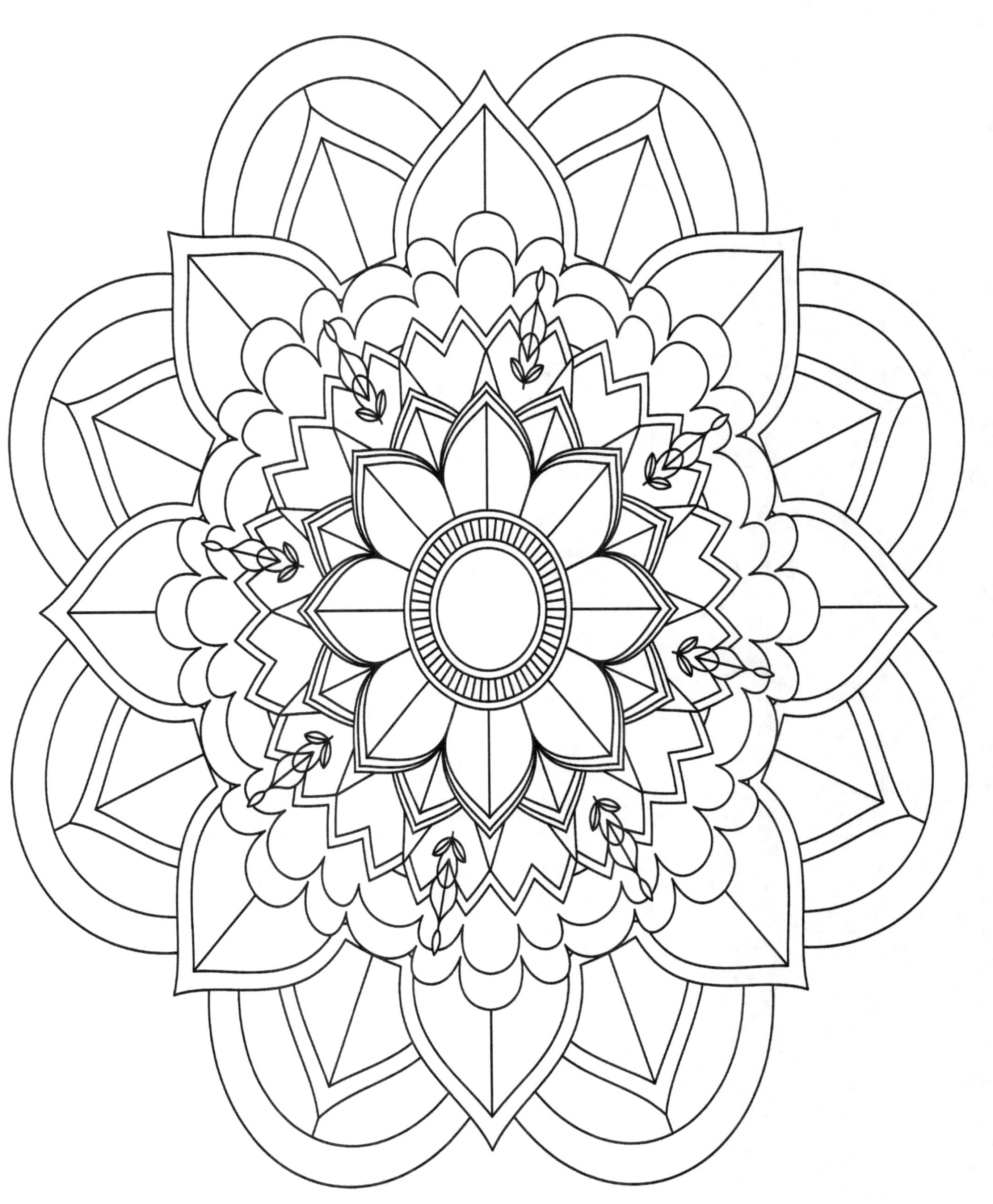

I AM
HEALTHY

I AM
STRONG

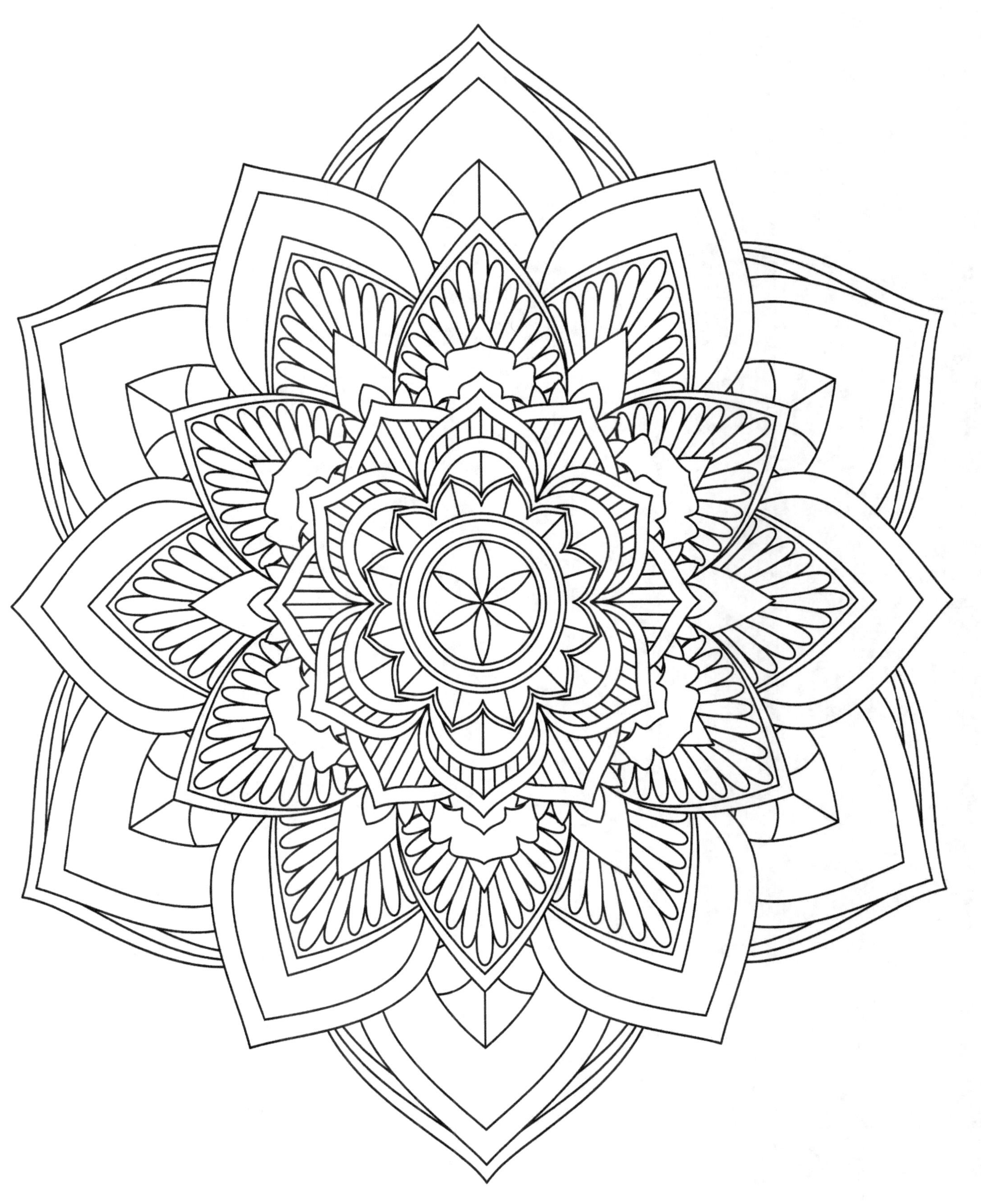

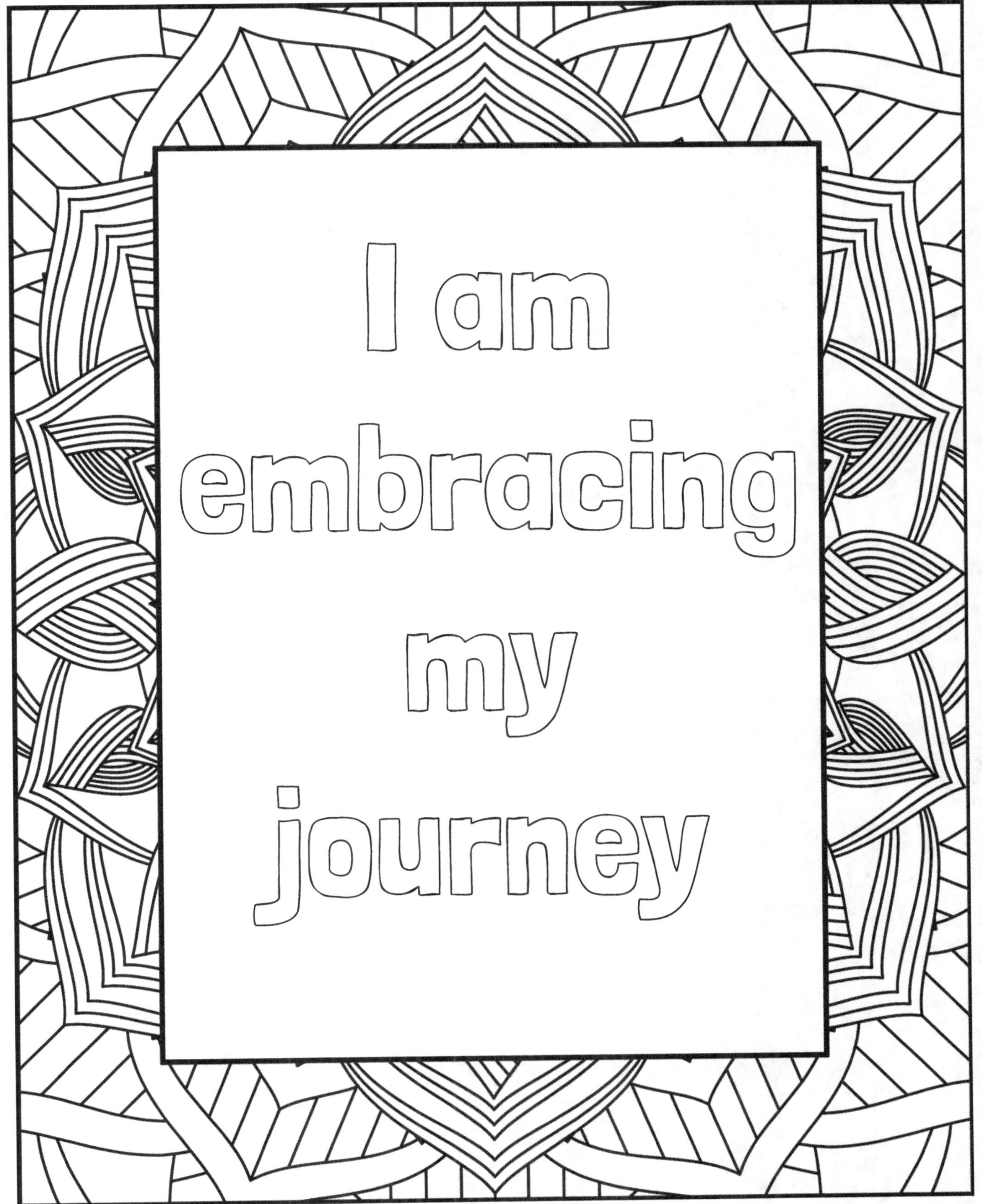

I am
embracing
my
journey

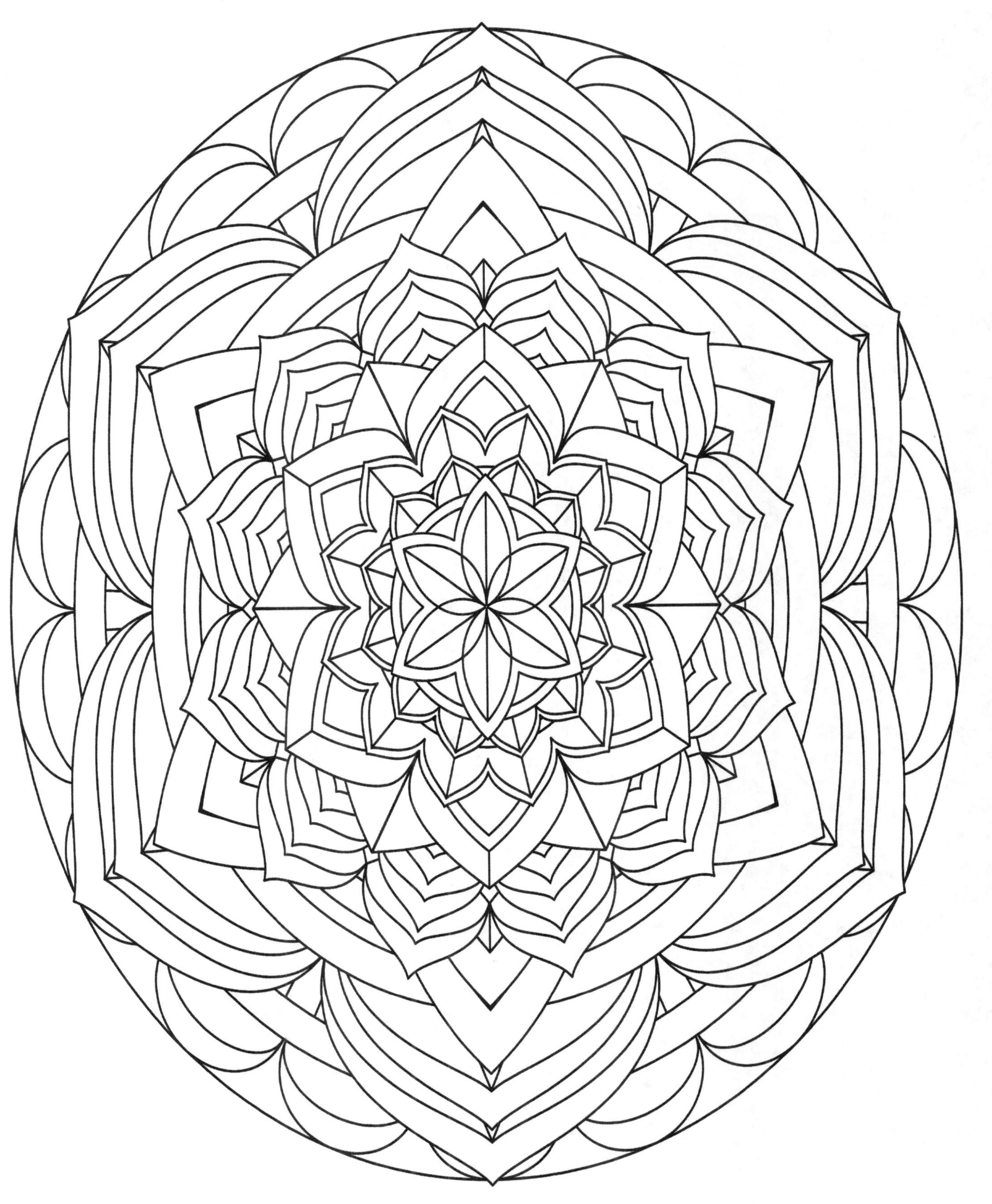

I HAVE A
BEAUTIFUL
SOUL
AND A BRAVE
HEART

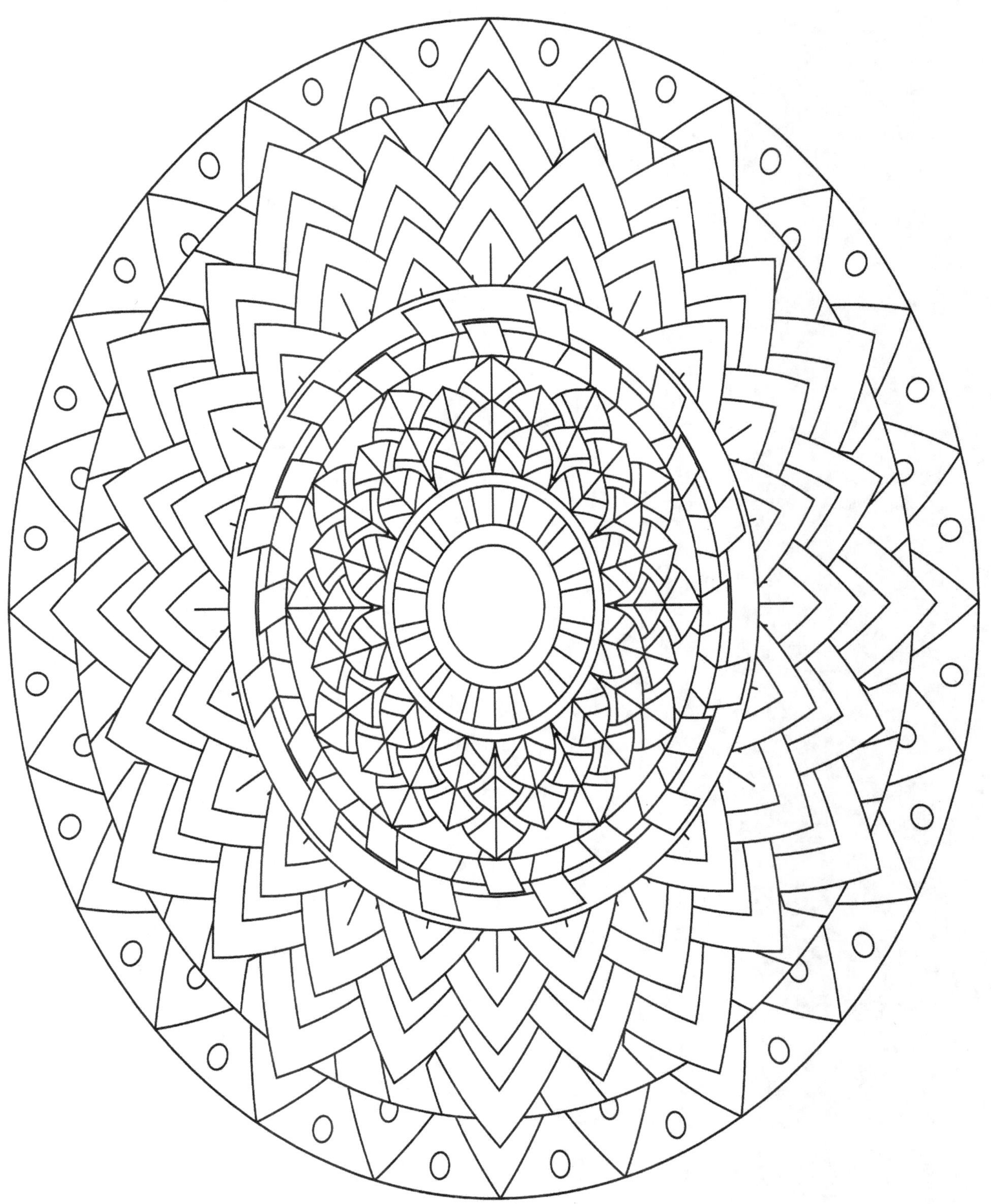

www.ingramcontent.com/pod-product-compliance
Lightning Source LLC
Chambersburg PA
CBHW081232250726
48654CB00012B/1309